CHANDRU M
NANCY SRIVASTAVA
NEETHA BHARGAVA

ELEVAÇÃO DO SEIO MAXILAR

CHANDRU M
NANCY SRIVASTAVA
NEETHA BHARGAVA

ELEVAÇÃO DO SEIO MAXILAR

Elevando os limites: Inovações na cirurgia de elevação do seio maxilar

ScienciaScripts

Imprint

Any brand names and product names mentioned in this book are subject to trademark, brand or patent protection and are trademarks or registered trademarks of their respective holders. The use of brand names, product names, common names, trade names, product descriptions etc. even without a particular marking in this work is in no way to be construed to mean that such names may be regarded as unrestricted in respect of trademark and brand protection legislation and could thus be used by anyone.

Cover image: www.ingimage.com

This book is a translation from the original published under ISBN 978-620-7-64126-0.

Publisher:
Sciencia Scripts
is a trademark of
Dodo Books Indian Ocean Ltd. and OmniScriptum S.R.L publishing group

120 High Road, East Finchley, London, N2 9ED, United Kingdom
Str. Armeneasca 28/1, office 1, Chisinau MD-2012, Republic of Moldova, Europe
Printed at: see last page
ISBN: 978-620-7-66363-7

ÍNDICE DE CONTEÚDOS

INTRODUÇÃO...2

REVISÃO DA LITERATURA...4

ANATOMIA GERAL DE REVISÃO...22

SUPRIMENTO VASCULAR DO SEIO MAXILAR..............................24

SINUS LIFT..25

MATERIAIS DE ENXERTO..32

TÉCNICAS..34

COMPLICAÇÕES..47

ILUSTRAÇÕES...56

FLOWCHARTS..64

QUADROS..65

RESUMO..75

CONCLUSÃO..77

REFERÊNCIAS..78

INTRODUÇÃO

A maxila contém o seio maxilar em forma de pirâmide, uma câmara de ar. A membrana schneideriana, que reveste o seio e está ligada ao osso subjacente, abre-se através do óstio para o meato médio.[1] Com 12 a 15 mililitros de ar no seu interior, é o maior seio paranasal.[2] O assoalho do seio atinge a tuberosidade no sentido posterior e a região dos pré-molares ou caninos no sentido anterior, com a extensão mais baixa ocorrendo próximo à área do primeiro molar.[3] Os ramos da artéria maxilar que suprem as artérias palatina maior, esfenopalatina, alveolar superior posterior e orbital inferior suprem as paredes e a membrana do seio.[4] Os septos ósseos conhecidos como septos de Underwoods,[5] que estão presentes em 16-58% dos casos, podem dividir o seio em vários compartimentos.[6,7]

Todos os seios paranasais passam por um processo fisiológico chamado pneumatização durante a fase de crescimento, o que provoca um aumento de volume. Após os 20 anos de idade, os seios paranasais deixam de ser pneumatizados e atingem 5 mm abaixo do assoalho nasal.[8-10] Após a extração do dente posterior, os adultos reiniciam a pneumatização do seio maxilar. Esta quarta expansão e a diminuição da altura óssea após a extração do dente são exemplos de atrofia por desuso provocada pela pneumatização provocada pelo aumento da pressão positiva intra-antral.[11] e elevada atividade osteoclástica da membrana de Schneidererian no periósteo[12], após a extração, há normalmente uma estabilização gradual da perda óssea vertical, que ocorre a um ritmo de 0,1 mm e pode variar de pessoa para pessoa. A idade, o género, a inflamação, as variáveis metabólicas e as anomalias hormonais são possíveis causas desta diferença.

A reabsorção segue um curso claramente definido com alterações morfológicas que são observáveis e repetíveis.[5] Este tipo de falha pode limitar a colocação do implante, o que pode levar a uma relação coroa implante incorrecta.[1] Os procedimentos de elevação do seio maxilar, estabelecidos primeiro por Tatum e depois por Boyne e James em 1980, proporcionaram uma solução para este problema, facilitando a colocação de implantes e a reparação protética. Se não existir altura óssea residual suficiente (menos de 10 mm), espaço inter-arcos reduzido, densidade óssea diminuída,[13] maxilar significativamente atrófico e não existir patologia sinusal prévia, recomenda-se a elevação do seio maxilar.

Sinusite aguda ou crónica, tabagismo excessivo, diabetes mellitus não controlada, alcoolismo, psicose e rinite alérgica grave são algumas das contra-indicações. Fístula oroantral, tumor ou cisto grande no seio maxilar e radioterapia recente na maxila.[5] Mesmo em situações atróficas, o enxerto sinusal pode ser utilizado para modificar a altura óssea diminuída no maxilar posterior e produzir osso suficiente para a inserção do implante. Este facto torna a operação benéfica para o edentulismo maxilar posterior.[5] Para além disso, reduz as taxas de insucesso dos implantes, melhora a estabilidade primária dos implantes e melhora a qualidade óssea.[14]

Entre as consequências, encontram-se a lesão do nervo infraorbitário, a abertura da linha de incisão, a perfuração da membrana, a fístula oroantral, a perda ou falha do enxerto, a migração do implante e a falha do implante.[5] A separação da membrana do seio e o desenho da forma e localização da antrostomia dependem de um exame radiológico tridimensional, como a TCFC. Outras patologias comuns dos seios paranasais incluem a espessura da mucosa, pólipos sinusais, quistos de retenção de muco e comunicação oroantral, que requerem imagens para o diagnóstico e planeamento da terapia.[5] As técnicas de elevação do seio incluem a técnica da janela lateral e a técnica do osteótomo da crista desenvolvida por Summers (1994). Estes são métodos padrão que foram modificados para incorporar piezoeléctricos, ultra-sons, elevação por balão, técnica DASK e abordagem CAD/CAM.[15] Esta dissertação de biblioteca examinará a investigação mais recente e entrará em grande pormenor relativamente aos métodos, materiais de enxerto e problemas da elevação do seio maxilar. Fá-lo-á com base em dados de relatos de casos, estudos prospectivos/retrospectivos, ensaios clínicos aleatórios, revisões sistemáticas e meta-análises.

REVISÃO DA LITERATURA

Christian W Ulm, Solar P, Krennmair G et al (1995)[16] afirmaram que um número variável de septos chamados septos de Underwood dividem o assoalho do seio maxilar em vários recessos que podem causar complicações durante a elevação do seio. Ele avaliou a incidência dos septos de Underwood examinando 41 maxilas edêntulas e encontrou 13 maxilas (31,7%) com pelo menos um septo. Verificou também que a maioria dos septos estava localizada na região entre o segundo pré-molar e o primeiro molar e que a pneumatização do seio maxilar após a extração dentária poderia ser a causa da formação dos septos.

Stephen L Wheeler, Holmes RE, Calhoun CJ et al (1996)[17] realizaram um estudo retrospetivo e avaliaram os resultados de 36 aumentos de enxertos de elevação do seio maxilar utilizando HA porosa, HA porosa combinada com osso autógeno removido da crista ilíaca e HA combinada com osso autógeno removido do interior da boca para a colocação de 66 implantes. Foram recolhidos 19 espécimes de biópsia de núcleo num intervalo de tempo de 4 a 36 meses de diferentes enxertos e foram submetidos a uma análise histomorfométrica que revelou que a HA porosa isolada, a HA porosa com osso da anca e a HA porosa com colheita de osso introral produziram 16,38%, 19,30% e 11,30% de osso por volume, respetivamente.

Birgit Ellegaard, Kolsen PJ, Baelum V et al (1997)[18] relataram os resultados de 24 pacientes periodontalmente comprometidos tratados com terapia convencional de implantes e implantes colocados juntamente com elevação do seio maxilar durante o período entre junho de 1990 e maio de 1995. Foram incluídos no estudo pacientes que necessitavam de um mínimo de 2 implantes, com 1 implante a ser colocado na região do seio maxilar e pelo menos 3 mm de altura óssea. Foi seguida a técnica da janela lateral para a elevação do seio maxilar e os implantes foram colocados de forma semelhante aos métodos convencionais. A placa bacteriana, a profundidade da bolsa à sondagem, a hemorragia à sondagem e a distância radiográfica do ombro do implante à crista alveolar, em mm, foram registadas anualmente nas visitas de acompanhamento. O Astra, o Astra sinus, o

ITI e o ITI sinus foram observados durante uma média de 30,8, 29,9, 29,4 e 25,5 meses, respetivamente. Aos 11-12 meses, um implante Astra e dois implantes ITI falharam. Aos 42 meses, um implante ITI falhou. 44 a 80% dos implantes permaneceram livres de bolsas≥ 4 mm. Concluiu-se que a elevação do seio maxilar pode ser efectuada em pacientes periodontalmente comprometidos com base nos resultados.

Nicolaas M. Timmenga, Raghoebar GM, Boering G et al (1997)[19] avaliaram a influência da elevação do seio maxilar na ocorrência de patologia do seio maxilar, utilizando critérios de diagnóstico geralmente aceites. Foi efectuado o acompanhamento de 45 pacientes que tinham sido submetidos a elevação do seio maxilar durante 12 a 60 meses após o enxerto ósseo e a inserção do implante. Durante o período de acompanhamento, foram efectuados questionários, exames radiográficos convencionais e nasoendoscopia. Cinco pacientes tinham predisposição para sinusite, dos quais dois foram afectados por sinusite pós-operatória. Os outros 40 pacientes eram normais e não apresentaram sinusite pós-operatória. No total, foram enxertados 85 pavimentos sinusais, tendo ocorrido perfuração em 29 dos seios. A perfuração da membrana não esteve relacionada com o desenvolvimento de sinusite pós-operatória em pacientes saudáveis. Pode-se concluir que a sinusite pós-operatória foi limitada em pacientes com fatores predisponentes1 e esses fatores devem ser considerados quando esses pacientes são avaliados para procedimentos de elevação do seio maxilar.

James M Vlassis, Fugazzotto PA (1999)[20] propuseram um sistema de classificação para a perfuração da membrana sinusal durante o procedimento de aumento do seio. As perfurações são classificadas como classes I, II, III, IV e V, que correspondem a perfurações que ocorrem no bordo superior da osteotomia no seu sexto mesial ou distal, no aspeto médio superior da osteotomia, no bordo inferior da osteotomia no seu sexto mesial ou distal, nos dois terços centrais do bordo inferior da osteotomia e na área pré-existente de exposição da membrana sinusal, respetivamente. As perfurações facilmente reparáveis incluem as classes I e II, enquanto as mais difíceis de tratar incluem a classe IV. O autor conclui dizendo que as modificações na osteotomia, como a técnica de perfuração, o arredondamento dos ângulos da osteotomia retangular, duas osteotomias independentes no caso de septos ósseos extensos, podem ser feitas para evitar perfurações da membrana e, quando geridas de forma eficiente, não é necessário abortar o procedimento de aumento em resultado da perfuração da membrana.

J. P. A. van den Bergh, Ten Bruggenkate CM, Burger EH et al (2000)[21] no seu estudo piloto utilizou a proteína osteogénica-1 (proteína morfogenética óssea-7 de ADN recombinante humano) juntamente com um transportador de colagénio no seio maxilar de 3 pacientes para determinar a sua capacidade de formação óssea e comparou-a com a de 3 pacientes tratados com elevação do pavimento do seio e enxerto ósseo autógeno. Foram incluídos no estudo 6 pacientes que necessitavam de aumento do seio maxilar devido a altura óssea insuficiente na maxila posterior, em que 3 pacientes (2 mulheres e 1 homem) foram tratados com elevação do pavimento do seio maxilar e enxerto ósseo autógeno da crista ilíaca em 5 locais do seio maxilar; os outros 3 (2 mulheres e 1 homem) foram tratados com OP-1 ligada a um suporte de colagénio em 4 locais do seio maxilar (método de Tatum), em que 1 g de suporte de colagénio contendo 2.5 mg de rhOP-1 misturado com 3 ml de solução salina foi colocado entre o revestimento elevado da mucosa e o pavimento ósseo. Foram retirados núcleos ósseos para exame histológico após 6 meses durante a preparação do implante. Clinicamente e histologicamente, o osso era semelhante ao osso maxilar normal em locais enxertados autógenos após seis meses e os implantes dentários podiam ser colocados. Os resultados nos locais enxertados com OP-1 após 6 meses são os seguintes: num homem, observou-se clinicamente um tecido semelhante a osso de boa qualidade e bem vascularizado, que pôde ser confirmado histologicamente; numa doente do sexo feminino, observou-se uma massa granular semelhante a um quisto, sem conteúdo purulento, sem formação óssea; noutra doente do sexo feminino, que recebeu enxerto sinusal bilateral, observou-se um tecido semelhante a osso que apresentava flexibilidade, o que levou a um novo adiamento da colocação de implantes, mesmo após seis meses de enxerto sinusal. O autor concluiu dizendo que, no prazo de seis meses, o OP-1 inicia a formação óssea no seio maxilar, mas o comportamento do material não é suficientemente previsível devido aos diferentes resultados registados nos três pacientes. Assim, são necessárias mais investigações para saber se o OP-1 pode ser utilizado como alternativa aos enxertos autógenos para a elevação do pavimento do seio.

Crawford F Gray, Redpath TW, Bainton R et al (2001)[22] utilizou Surgical (celulose regenerada oxidada) como material de enxerto para elevação do seio maxilar, permitindo a colocação tardia de implantes no maxilar posterior atrófico de um paciente. O exame foi efectuado 3 meses após o enxerto, utilizando a ressonância magnética. As imagens de RM revelaram um material semelhante ao osso no interior da matriz cirúrgica, o que pode ser confirmado durante a colocação do implante. O autor concluiu dizendo que a formação óssea ocorre dentro do material de enxerto não particulado e que são necessárias mais investigações.

Nicolaas M. Timmenga, Raghoebar GM, Liem RS et al (2003)[23] no seu estudo avaliou os efeitos da elevação do seio maxilar na fisiologia do seio maxilar. Foram incluídos no estudo 17 pacientes (11 mulheres, 6 homens) que não apresentavam sinais anamnésicos, clínicos e radiográficos pré-operatórios de sinusite maxilar. Foram efectuadas elevações bilaterais do seio maxilar em todos os pacientes e foram colocados enxertos ósseos da crista ilíaca. Os implantes foram colocados 3 meses após a cirurgia e descobertos 6 meses depois. O exame endoscópico unilateral do seio, a biópsia da mucosa do pavimento do seio e a recolha do líquido de lavagem do seio foram efectuados no pré-operatório, aos 3 meses (durante a colocação do implante) e aos 9 meses (durante a remoção do implante). Todos os procedimentos foram efectuados sob anestesia geral. Em dezassete doentes, três tinham patologia da mucosa pré-existente no exame endoscópico pré-operatório. Ao exame de 3 meses, 4 doentes apresentavam patologia da mucosa e ao fim de 9 meses, 2 doentes apresentavam patologia da mucosa. Registou-se um aumento significativo no crescimento de culturas bacterianas na avaliação microbiológica aos 3rd meses, enquanto os resultados das culturas aos 9th meses eram semelhantes ao estado pré-operatório do seio. No pós-operatório, não foram observadas alterações morfológicas como fibrose, alteração da resposta inflamatória, espessamento do epitélio e da lâmina própria. Houve um aumento no número de células caliciformes na camada epitelial. Conclui-se que a cirurgia de elevação do seio maxilar com enxerto autógeno tem consequências em pacientes sem sinusite pré-existente.

Dominik Emmerich, Stappert C, Att W et al (2005)[24] na sua revisão avaliou os resultados clínicos dos implantes colocados pela técnica OSFE (elevação do pavimento sinusal com osteótomo). Analisou 44 artigos sobre a OSFE, dos quais 8 artigos cumpriam os critérios de inclusão e 5 artigos cumpriam os critérios de sucesso estabelecidos. As taxas de sobrevivência e de sucesso foram de 95,7% e 96% após um período de acompanhamento de 24 e 36 meses, respetivamente. O autor concluiu dizendo que as taxas de sucesso clínico e de sobrevivência a curto prazo (até 3 anos) dos implantes colocados com a técnica OSFE são semelhantes às dos implantes convencionais e que têm de ser efectuados mais estudos prospectivos para determinar o resultado clínico a longo prazo da OSFE.

Glauco Rodrigues Velloso, Vidigal Gm, Groisman M et al (2006)[25] avaliaram a angulação da parede do seio na região do seio apical. A TC de 15 pacientes selecionados para elevação do seio maxilar foi avaliada no pré-operatório, no qual linhas retas foram desenhadas tangencialmente às paredes mesial e lateral para medir a angulação do assoalho do seio maxilar. As medições foram efectuadas em áreas específicas como o segundo bicúspide, o primeiro molar e o segundo molar a partir de imagens sagitais. Os resultados são os seguintes, por ordem decrescente de angulações mais acentuadas: segundo pré-molar > segundo molar > primeiro molar. O autor concluiu dizendo que o ângulo mais acentuado na área do segundo pré-molar influencia a viabilidade da avaliação da membrana schneideriana do que nas áreas molares.

Joseph Choukroun, Diss A, Simonpieri A et al (2006)[26] no seu estudo avaliou o potencial da Fibrina Rica em Plaquetas (PRF) juntamente com o Aloenxerto Ósseo Liofilizado (FDBA) para a regeneração óssea na cirurgia de elevação do seio maxilar. Foram efectuados 9 aumentos do pavimento do seio maxilar, em que 6 locais foram aumentados com FDBA e PRF (grupo de teste) e 3 locais foram aumentados apenas com FDBA sem PRF (grupo de controlo). Durante a inserção do implante, foi colhida uma amostra de osso dos locais aumentados quatro meses depois para o grupo de teste e oito meses depois para o grupo de controlo. Foram efectuadas avaliações histológicas da amostra que revelaram a presença de osso novo e tecido conjuntivo em redor do osso residual. A maturação histológica do grupo de teste foi semelhante à do grupo de controlo, embora o tempo de análise histológica tenha diferido em 4 meses e, além disso, as quantidades de osso novo formado também foram semelhantes entre os grupos. Este estudo levou à conclusão de que o período de cicatrização pode ser reduzido quando o FDBA juntamente com o PRF é utilizado para o aumento do seio maxilar (histologicamente, o período de cicatrização é reduzido em 4 meses). No entanto, são necessários estudos em grande escala para validar estes resultados.

Naoki Hatano, Sennerby L, Lungren S et al (2007)[27] avaliaram os implantes colocados após a elevação do seio maxilar utilizando uma janela lateral e a injeção de sangue venoso do próprio paciente no espaço em vez de enxertos ósseos. Foi colocado um total de 14 implantes Branemark em seis pacientes que necessitavam de aumento do pavimento do seio após a criação de uma janela óssea substituível e a elevação da membrana schneideriana. O sangue venoso periférico do próprio paciente foi utilizado para preencher o espaço criado e a janela óssea foi substituída e fixada na posição com uma cola de tecido médica para evitar a fuga de sangue. Todos os 14 locais de implante apresentaram geração de novo osso após um período de cicatrização de 6 meses. Após um período de acompanhamento de 12 a 34 meses, um em cada 14 implantes falhou, o que representa uma taxa de sobrevivência de 92,9%. Pode concluir-se que o preenchimento do espaço com sangue venoso após a elevação da membrana sinusal resulta na formação óssea durante um período de 6 meses, permitindo a colocação de implantes na maxila posterior.

Wah Ching Tan, Lang NP, Zwahlen M et al (2008)[28] analisaram a taxa de sucesso dos implantes colocados utilizando a técnica de elevação do pavimento do seio trans-alveolar. Incluiu estudos prospectivos e retrospectivos sobre a elevação do pavimento do seio transalveolar com um acompanhamento de, pelo menos, 1 ano após a carga funcional dos implantes e analisou também as taxas de insucesso e de complicações. 19 estudos preencheram os critérios de inclusão, dos quais estudos de meta-análise sugeriram uma taxa de insucesso de 2,48% e uma taxa de sucesso de 92,8% após 3 anos de carga funcional colocada pelo método trans-alveolar. O autor também efectuou uma análise baseada no sujeito, que revelou que 10,5% dos sujeitos sofreram perda de implantes ao longo de 3 anos, com uma taxa de insucesso de 3,71%. Nesta revisão, o autor concluiu afirmando que as taxas de sucesso dos implantes colocados pela técnica transalveolar são comparáveis às dos colocados em locais não aumentados e que a técnica transalveolar tem uma baixa incidência de complicações durante a cirurgia e no pós-operatório.

Massimo Del Fabbro, Rosano G, Taschieri S et al (2008)[29] avaliaram as taxas de sobrevivência dos implantes após a elevação do seio maxilar na sua revisão com base na superfície do implante, no material do enxerto e no momento da colocação do implante. Incluiu 59 artigos e chegou à conclusão de que os implantes colocados em enxertos feitos apenas de substitutos ósseos e enxertos feitos de material compósito tinham taxas de sobrevivência melhores do que os implantes colocados em enxertos 100% autógenos. Independentemente do enxerto utilizado, os implantes de superfície texturada tiveram um melhor resultado clínico do que os de superfície maquinada. A colocação simultânea e tardia de implantes teve resultados semelhantes.

S. Malkinson, Irinakis T, Irinakis T et al (2009)[30] avaliaram pacientes submetidos a elevações de seios paranasais quanto à incidência de septos interferentes e verificaram se esses septos interferentes aumentavam a causa de perfuração de membrana intraoperatória. Foram incluídos no estudo 45 pacientes com seios paranasais pneumatizados e submetidos a elevações de seios paranasais. Foram realizadas 52 cirurgias, para as quais foram feitas auditoria de prontuários e avaliação radiográfica. Foram seguidas as directrizes estabelecidas para a elevação do seio maxilar. A presença de septos e perfurações da membrana foram registadas e as perfurações foram reparadas com membrana absorvível. 40% dos casos continham septos, dos quais 28,8% eram septos interferentes. A perfuração da membrana foi observada em 11,5% dos casos e não estava significativamente relacionada com septos interferentes. O estudo conclui que os septos interferentes podem ser facilmente ultrapassados quando existe um armamento adequado e é seguida uma técnica correcta por um operador experiente.

Bjarni E. Pjetursson, Tan WC, Lang NP et al (2008)[31] avaliaram a taxa de sobrevivência do enxerto e do implante após a elevação do seio maxilar utilizando a técnica da janela lateral com um acompanhamento de 1 ano após a carga funcional. 48 estudos preencheram os critérios de inclusão, avaliando 12020 implantes. A taxa de insucesso anual foi de 3,48% com uma taxa de sobrevivência de implantes de 90,1% aos 3 anos. A taxa de insucesso ao nível do indivíduo foi de 6,04%, com 16,6% dos indivíduos a registarem perda do implante ao longo de 3 anos. A elevada taxa de sobrevivência e a baixa incidência de complicações cirúrgicas tornam a colocação de implantes com elevação do seio maxilar um tratamento previsível. O autor concluiu dizendo que os implantes de superfície rugosa com cobertura de membrana da janela lateral proporcionaram os melhores resultados.

Stephan Thomas Becker, Terheyden H, Stienriede A et al (2008)[32] no seu estudo acompanhou 41 perfurações intra-operatórias da membrana schneideriana e comparou-as com casos sem perfurações. Foram efectuadas 201 elevações do seio maxilar nos anos de 2005 e 2006, durante as quais foram registadas 41 perfurações. Em defeitos com menos de 5 mm, foi tratada através da cobertura com uma membrana de colagénio e, no caso de defeitos maiores, foi suturada. Foi utilizada uma mistura 50:50 de osso maxilar particulado e substitutos ósseos e uma mistura 50:50 de crista ilíaca particulada e Bio oss (seis casos) como material de enxerto no grupo de perfuração. Os implantes foram instalados simultaneamente em 12 casos e inseridos numa segunda cirurgia em 27 casos. No intra-operatório, quatro levantamentos de seio tiveram de ser interrompidos. Dos 93 implantes colocados, um implante teve de ser substituído no grupo de perfuração durante um intervalo de controlo médio de 162 dias. A taxa de sobrevivência dos implantes foi de 14 em 14 no grupo de perfuração e de 81 em 92 no grupo de controlo após 1 ano. Pode concluir-se que a perfuração intra-operatória da membrana sinusal, quando tratada adequadamente, não representa um risco de perda do implante, complicações infecciosas ou deslocação do material de enxerto.

Georges Bettega, Brun JP, Boutonnat J et al (2009)[33] no seu estudo misturou concentrado de plaquetas autólogo com uma pequena quantidade de enxerto ósseo autólogo para demonstrar a osteogénese para a colocação de implantes. Pretendia também comparar esta osteogénese com a obtida pelo método tradicional (enxerto de osso ilíaco) através de métodos clínicos, histológicos e radiológicos. Foram incluídos 18 pacientes que necessitavam de aumento de seio bilateral, em que um seio foi enxertado com osso da crista ilíaca e o outro com APC e pequena quantidade de osso. Ele comparou a ossificação seis meses após a cirurgia inicial por meio de visão panorâmica, tomografia computadorizada e biópsias. A necessidade de enxerto ósseo para aumento do seio maxilar foi reduzida em 60% quando o APC foi utilizado como coadjuvante, mas as características histológicas e mecânicas foram as mesmas do osso obtido por enxerto tradicional. Pode concluir-se que a reconstrução óssea pode ser feita com a utilização tópica de APC e não inibiu a osteogénese clínica, histológica e radiográfica. A osteogénese resultante da utilização do APC pode ser utilizada para a colocação de implantes dentários.

Olaf Gabbert, Kooob A, Schmitter M et al (2009)[34] avaliaram a taxa de sobrevivência a curto prazo de implantes colocados por elevação interna do seio maxilar (ISL) sem material de enxerto. Foram colocados 92 implantes em forma de parafuso após a LSI em 36 pacientes. 44 pacientes com 77 implantes na maxila posterior serviram de controlo. O ganho ósseo no aspeto apical dos implantes foi avaliado comparando as radiografias tiradas após a colocação do implante e 6 meses depois. Foram observadas quatro falhas de implantes no grupo de casos e duas falhas de implantes no grupo de controlo durante o período médio de observação de 1,2 anos. A probabilidade de sobrevivência dos implantes foi de 94% em ambos os grupos. Do total de 92 implantes colocados, 29 implantes apresentaram ganho ósseo após 6-9 meses. Em comparação, pode concluir-se que a ISL e a perfuração da membrana não tiveram qualquer significado na probabilidade de sobrevivência do implante e que os implantes com ISL e sem material de enxerto apresentaram resultados promissores a curto prazo.

Marco Esposito, Grusovin MG, Rees J et al (2010)[35] revisão testada para, quando o aumento do seio maxilar é necessário e qual é a técnica de aumento mais eficaz? Incluiu RCTs que referiam diferentes materiais e técnicas para o aumento do seio maxilar e que relatavam o resultado dos implantes pelo menos até à conexão do pilar. 10 RCTs preencheram os critérios de inclusão, sendo que um ensaio avaliou se um implante de 5 mm de comprimento com 6 mm de diâmetro pode ser colocado sem elevação do seio maxilar numa altura óssea residual de 4 a 6 mm. Os restantes 9 ensaios compararam diferentes técnicas de elevação do seio maxilar, sendo que 4 ensaios avaliaram a eficácia do PRP. O autor concluiu a sua revisão afirmando que ainda não é claro quando deve ser efectuada a elevação do seio maxilar; além disso, podem ser colocados implantes curtos (5 mm) num osso residual de 4 a 6 mm sem elevação do seio maxilar, mas o prognóstico é desconhecido. No caso de 1 a 5 mm de osso residual, a membrana sinusal pode ser elevada sem o enxerto. Se a altura do osso for de 3 a 6 mm, a técnica crestal com implante de 8 mm é melhor quando comparada com a janela lateral com implante de 10 mm. Os substitutos ósseos podem ser utilizados para substituir os enxertos autógenos, mas o PRP não apresenta resultados clínicos significativos.

Gabriele Rosano, Gaudy JF, Taschieri S et al (2011)[36] no seu estudo investigou a prevalência, a localização, o tamanho e o curso da anastomose entre a artéria alveolar antral (AAA) e a artéria infra-orbital (IOA). O estudo incluiu duas partes, sendo que a primeira parte incluiu 15 cadáveres humanos e a segunda parte incluiu 100 tomografias computadorizadas de pacientes. Na primeira parte do estudo, foi injetado látex líquido misturado com tinta verde da Índia na rede vascular aferente ao seio através da artéria carótida externa em 30 seios maxilares de 15 cadáveres para visualizar a anastomose. Na segunda parte do estudo, foram efectuadas 100 tomografias de pacientes submetidos a cirurgia de elevação do seio maxilar. Em 100% dos casos, a anastomose foi visualizada na parede ântero-lateral entre o AAA e o IOA, que foi encontrada através de dissecção. Na segunda parte do estudo, 47%, ou seja, 94 dos 200 seios paranasais mostraram um canal ósseo bem definido radiograficamente. No exame de TC, 11,25 ± 2,99mm foi a distância vertical média entre o ponto mais baixo do canal ósseo e a crista alveolar. O diâmetro do canal era <1mm, 1-2mm e 2-3mm em 55,3%, 40,4% e 4,3% dos casos, respetivamente. O AAA estava localizado parcialmente intraósseo entre a membrana e a parede óssea lateral em 100% dos casos. As complicações durante a cirurgia podem ser evitadas se houver um bom conhecimento da anatomia vascular do seio, seguido de exame de TC.

Karl - Erik Kahnberg, Wallstrom M, Rasmusson L et al (2011)[37] em seu estudo propôs uma técnica em um estágio para elevação local do seio maxilar com enxerto autógeno e também avaliou a área enxertada radiograficamente para mudanças de volume até 2 anos. O estudo incluiu 20 pacientes (12 do sexo feminino e 8 do sexo masculino). Em 7 casos, a substituição de um único dente foi efectuada na área dos segundos pré-molares e em 13 casos na área dos molares. Foi efectuada uma elevação local do seio maxilar e o implante foi colocado em simultâneo. Após 6 meses de cicatrização, o pilar foi ligado. Todos os pacientes foram seguidos até 2 anos, tanto clínica como radiograficamente. A taxa de sobrevivência do implante foi de 100%. O volume ósseo residual pré-operatório foi de 2-5 mm e o volume ósseo médio após a elevação do seio maxilar, após um ano e 2 anos, foi de 13 mm, 11,4 mm e 10,6 mm. Pode concluir-se que a elevação local do seio maxilar com aumento ósseo e substituição de um único dente é um método previsível e fiável, apesar da redução mínima do volume ósseo aos 2 anos de seguimento em torno dos implantes.

Luigi Canullo, Patacchia O, Sisti A et al (2012)[38] realizaram um estudo prospetivo multicêntrico para avaliar clinicamente o comportamento de implantes colocados 3 meses após o enxerto de seio em maxilares posteriores severamente reabsorvidos. Foi colocado um total de 67 implantes de diâmetro largo e rugoso durante 30 elevações de seio consecutivas em três centros clínicos. Foram efectuadas análises pré-operatórias de TC e panorâmicas aos pacientes. O seio maxilar foi enxertado com enchimento ósseo único de hidroxiapatite nanocristalina e não foi utilizada qualquer membrana para cobrir a janela criada no osso bucal. A altura do osso residual era de 1-4 mm no pré-operatório e o local foi descoberto 3 meses após a cicatrização, seguida da colocação de uma restauração definitiva utilizando o conceito de troca de plataforma 2 semanas mais tarde. As alterações de estabilidade do implante foram monitorizadas através da realização de uma análise de frequência de ressonância e os valores do quociente de estabilidade do implante (ISQ) foram recolhidos na primeira cirurgia (T0), na ligação do pilar (T1) e no seguimento de 2 anos (T2). As alterações ósseas foram analisadas através de radiografias panorâmicas após 2 anos de acompanhamento. As alterações no nível da altura do osso no local do implante no pré-operatório e aos 2 anos de seguimento foram calculadas utilizando um software de análise de imagem que compensava eventuais distorções radiográficas. Os valores médios do ISQ na linha de base (T0), T1 e T2 foram de 35,7, 66,61 e 77,9, respetivamente. A diferença nos valores médios de ISQ entre T1 e T0, entre T1 e T2 foram estatisticamente significativas. Apenas 2 implantes foram perdidos (taxa de sobrevivência cumulativa: 97%) após 24 meses de carga funcional. O valor médio da altura vertical radiográfica do seio enxertado foi de 13,75 mm com um ganho médio de 11 mm durante o mesmo período de observação. O autor conclui dizendo que a colocação de implantes 14 semanas após a primeira cirurgia é um procedimento fiável quando são utilizados implantes de superfície rugosa total, quando é utilizado o conceito de troca de plataforma e quando é utilizada hidroxiapatite nanoestruturada como único material de preenchimento ósseo.

Racio Velazquez Cayon, Romero-Ruiz MM, Torres-Lagares D et al (2012)[39] teve como objetivo rever as técnicas minimamente invasivas de elevação do seio maxilar e comparar as vantagens da técnica intra-lift com várias técnicas. 8 artigos relataram técnicas minimamente invasivas para elevação do seio maxilar. Uma quantidade mínima de osso crestal não foi necessária para a técnica intra-lift, o que foi sua principal vantagem. O uso de elevação por pressão hidrodinâmica baseada em ultrassom com uma abordagem não agressiva da crista minimizou a possibilidade de danos à membrana sinusal.

Hyun-Suk Cha, Kim A, Nowzari H et al (2012)[40] avaliaram o sucesso e a taxa de sobrevivência de implantes (implantes de superfície rugosa) colocados simultaneamente no seio maxilar enxertado. Desde novembro de 2003, foi efectuado um total de duzentos e dezassete levantamentos do seio maxilar utilizando uma abordagem lateral e quatrocentos e sessenta e dois implantes foram colocados simultaneamente no seio maxilar enxertado durante um período de 5,5 anos. O seio foi enxertado exclusivamente com osso xenogénico. 6 meses após a cirurgia, foi efectuada uma segunda cirurgia e foram utilizadas coroas metálicas fundidas em ouro ou porcelana para as restaurações definitivas. A altura óssea alveolar residual (AARB), o estatuto de fumador e a perfuração da membrana schneideriana foram utilizados para avaliar o sucesso cumulativo e as taxas de sobrevivência.

O período médio de acompanhamento foi de 57,1±15,6 meses. Na maxila posterior com menos de 4 mm de RABH, foram colocados duzentos e sessenta e dois implantes e os restantes duzentos implantes foram colocados na maxila com 5 mm de RABH. As taxas cumulativas de sucesso e sobrevivência foram de 96,54% e 98,91%. O grupo 1 e o grupo 2 não apresentaram diferenças estatísticas significativas nas taxas de sucesso. O autor concluiu dizendo que a colocação simultânea de implantes durante a elevação do seio maxilar pode ser efectuada em pacientes com RABH mínimo, desde que a estabilidade inicial possa ser obtida através de implantes de desenho cónico com técnicas cirúrgicas. A perfuração da membrana não influenciou o sucesso do implante se foi reparada com membrana absorvível e cola de fibrina, mas o tabagismo esteve muito relacionado com o insucesso do implante.

Hasan Guney Yilmaz, Tozum TF et al (2012)[41] tinham como objetivo saber se a perfuração da membrana sinusal (PMS) estava de alguma forma relacionada com o fenótipo gengival (GP), a altura do rebordo residual (RRH) e a espessura da membrana (MT). Foram efectuados 64 procedimentos de elevação do seio maxilar em 44 pacientes. A GP, a RRH e a MT foram avaliadas no pré-operatório através de tomografia computorizada. Foram registados os valores mais pequenos de RRH, mais altos de MT e de espessura gengival. Estes valores foram classificados da seguinte forma: RRH, < ou >3,5 mm; MT, < ou >1 mm; e GP, <1,5 ou >2 mm. A técnica da janela lateral foi utilizada para a elevação do seio e a perfuração da membrana ocorreu em 11 locais. A localização e o tamanho da perfuração foram registados e foi utilizada uma membrana de colagénio para reparar a perfuração. Após o aumento, foram colocados 176 implantes em simultâneo. A GP estava fortemente correlacionada com a RRH e a MT e foi encontrada uma correlação moderada entre a RRH e a MT e a MT e a SMP. A SMP estava apenas ligeiramente correlacionada com a RRH e a GP. Foram perdidos quatro implantes, mas não houve uma relação significativa com a SMP. Dentro dos limites do estudo, pode concluir-se que o GP fino é considerado um risco para PMS e este resultado é clinicamente importante para prever os riscos de PMS se não for possível efetuar exames de TC e CBCT.

U.S. Pal, NK Sharma, RK Singh et al (2012)[42] no seu estudo comparou a antrostomia lateral como um procedimento de um ou dois passos como método direto com a técnica Osteotome com uma abordagem crestal como método indireto para elevação do seio maxilar. Foram seleccionados 20 pacientes com idades compreendidas entre os 20 e os 55 anos, parcialmente edêntulos na parte posterior do maxilar, com seio baixo e rebordo alveolar deficiente. Foram colocados 25 implantes após o aumento do seio com enxertos ósseos. A OPG foi utilizada para medir a altura óssea final. A avaliação clínica foi efectuada através da avaliação da dor, do estado de inflamação gengival, da estabilidade, do inchaço e da altura óssea no pós-operatório. Houve um maior ganho em altura óssea quando o levantamento de seio foi realizado pelo método direto por antrostomia lateral (média de 8,5 mm) do que no método indireto pela técnica do osteótomo crestal (média de 4,4 mm). Pode concluir-se que quando a altura do osso residual é superior a 6 mm e se espera um aumento de 3-4 mm na altura, a técnica de osteótomo da crista é aconselhada e a antrostomia lateral é aconselhada em caso de reabsorção avançada. A taxa de sucesso dos implantes não foi afetada em ambas as técnicas.

Jose C. Moreno Vazquez, HS Gil, RS Mifsut et al (2014)[43] no seu estudo avaliaram as complicações precoces e tardias após a elevação do seio maxilar e também indicaram os factores de risco e as suas ligações para prevenção e tratamento. Um total de 364 implantes foram colocados através da realização de 202 elevações do seio maxilar em 127 pacientes durante um período de 8 anos, em que 117 implantes foram colocados simultaneamente e 247 foram colocados tardiamente. Foram registados os dados clínicos, a doença local ou sistémica, os factores de risco, o tipo de cirurgia, as complicações intra e pós-operatórias e a evolução da zona do implante. A lesão da membrana schneideriana foi a complicação intra-operatória mais frequente (25,7%), não estando relacionada com complicações pós-operatórias. As complicações pós-operatórias ocorreram em trinta pacientes (14,9%) e incluíram infeção da ferida, abcesso ou deiscência com drenagem (9 casos), sinusite (6 casos), exposição parcial do enxerto onlay simultâneo (6 casos) e perda do enxerto (2 casos). O autor conclui afirmando que o mínimo de complicações pós-operatórias e o sucesso dos implantes na área enxertada fazem do levantamento de seio uma técnica comprovada e fiável, devendo ter-se cuidado com os detalhes técnicos e os factores de risco para minimizar os riscos que podem ser fatais.

Shih-Cheng Wen, YH Lin, YC Yang et al (2014)[44] estudaram a correlação entre a espessura da membrana e a taxa de perfuração durante a elevação do seio transcrestal e também propuseram uma classificação da espessura da membrana sinusal com base em dados de CBCT. Um total de 185 elevações de seio por abordagem transcrestal foi realizado em 122 pacientes entre 2010 e 2013 que receberam implantes dentários na maxila posterior. A TCFC foi efectuada para cada paciente durante o exame inicial e imediatamente após a cirurgia. A espessura da membrana, a taxa de perfuração, a altura óssea residual e a altura óssea elevada foram registadas e foi feita uma análise estatística. A classificação de acordo com a espessura da membrana é a seguinte Grupo A, no qual a espessura da membrana é <1 mm; Grupo B, no qual a espessura da membrana é de 1 a 2 mm e Grupo C, no qual a espessura da membrana é ≥2 mm. 1,78 ± 1,99 mm foi a espessura média da membrana schneideriana. A taxa de perfuração foi maior com membrana mais espessa (≥ 3mm) e membrana mais fina (≤ 0,5mm). A taxa de perfuração mais baixa foi observada no grupo de classe B (1 a 2 mm). Registou-se uma taxa de perfuração mais elevada na altura do osso residual mais fino e mais espesso. Pode concluir-se que a espessura da membrana e a taxa de perfuração estavam significativamente correlacionadas e que a perfuração era mais baixa quando a espessura se situava entre 1,5 e 2 mm.

Franciso Correia, DH Pozza, S Gouveia et al (2017)[45] avaliaram a eficácia da medicina regenerativa no sinus lift. Foram selecionados ensaios clínicos controlados randomizados e ensaios clínicos controlados com critérios que incluíam osseointegração do implante, análise radiográfica, histológica ou histomorfométrica e estudos clínicos em humanos com uso de medicina regenerativa. Dezoito estudos preencheram os critérios de inclusão (11 TC e 7 ECR). As células estaminais mesenquimais, o concentrado de aspirado de medula óssea, a massa PepGen P15 e as células periosteais autógenas, etc., foram avaliadas neste estudo e verificou-se que a utilização de materiais regenerativos ajuda na formação de osso vital em combinação com materiais de enxerto. No entanto, a utilização de técnicas regenerativas como estas requer um segundo local de cirurgia, custos, técnicas difíceis e sensíveis e um consumo de tempo.

Ivan Chenchev (2018)[46] avaliou o uso de PRF como único material de enxerto para levantamento de seio transalveolar e avaliou a taxa de sucesso do implante clínica e radiograficamente após 2 anos. O levantamento do seio maxilar com osteótomo crestal foi realizado em 16 pacientes e um total de 38 implantes foram colocados com PRF como material de enxerto. Os implantes foram avaliados clínica e radiograficamente durante 2 anos. Não ocorreram perfurações da membrana nem complicações pós-operatórias e a taxa de sobrevivência foi calculada em 100%. Com base neste estudo, a elevação do seio trans-alveolar com enxerto de PRF parece ser uma abordagem bem sucedida.

Heras MS, L.M. Calatayud, RZ Alonso et al (2019)[47] realizaram elevação direta do seio maxilar em um paciente de 52 anos. O paciente espirrou repetidamente, com a boca fechada 3 vezes, algumas horas após a cirurgia. Posteriormente, ocorreu um grande inchaço periorbital no lado esquerdo, o que causou dificuldade em abrir o olho. Após exame clínico e radiográfico, foi diagnosticado enfisema subcutâneo. O enfisema subcutâneo é uma entidade auto-limitada que ocorre devido ao uso de turbinas durante o procedimento. Ocorre como uma tumefação sem vermelhidão e edema e apresenta crepitação à palpação dos tecidos moles. A dor é rara, mas grandes tumefacções podem causar desconforto.

Balaji SM, P. Balaji (2020)[48] comparou os resultados clínicos dos implantes de zigoma (ZI) versus elevação convencional do seio maxilar com procedimentos de aumento para implantes dentários (SLAP- DI). Numa análise retrospetiva, 25 pacientes preencheram os critérios de inclusão que tinham sido tratados com ZI ou SLAP DI. Os parâmetros medidos incluem falhas de próteses, implantes e aumentos, quaisquer complicações, o número de dias de atividade total ou parcial dos pacientes, o tempo de função e o número de visitas ao dentista. Não se registou qualquer falha da prótese ou do implante em ambos os grupos, enquanto as complicações menores foram mais elevadas no grupo ZI. Não se registou qualquer falha de aumento no grupo SLAP DI. O grupo ZI necessitou de menos tempo para a carga funcional, com um menor número de visitas ao dentista e menor perda óssea. Certas características foram semelhantes em ambos os grupos num período de acompanhamento de 1 ano. São necessários acompanhamentos mais longos para uma análise mais aprofundada.

Luis Alfredo Díaz-Olivares, Jorge CB Brinkmann, Natalia MR et al (2021)[49] aimed

para fornecer uma linha de ação para a fixação intra-operatória da membrana Schneideriana

perfuração durante as operações de aumento do assoalho do seio maxilar (MSFA) utilizando o

abordagem por janela. Posteriormente, para avaliar se a perfuração da membrana é um fator de risco para

sobrevivência dos implantes, comparando as taxas de sobrevivência dos implantes colocados sob membranas reparadas com

os de implantes com membranas intactas.

Tahmeena Atiq, Saroh Iqbal, Waqas Rashid et al (2022)[50] propuseram o seguinte estudo

para contrastar as complicações pós-operatórias e o ganho de altura óssea associados aos tratamentos directos e

procedimentos indirectos de elevação do seio maxilar.

Abdulrahman M Alshamrani, Mazen Mubarki, Abdulelah SA et al (2023)[51]

propôs

O objetivo deste estudo foi delinear os desenvolvimentos actuais na cirurgia de elevação do seio maxilar, com enfoque nos vários métodos do procedimento, considerações cirúrgicas e anatómicas, avaliação pré-operatória, enxerto ósseo e as aplicações destes elementos em casos de implantologia dentária que envolvam deficiências maxilares posteriores. Em resumo, a altura do osso antes da implantação continua a ser um componente crucial na determinação do sucesso e da vida útil dos implantes, apesar de os procedimentos com osteótomo e janela lateral poderem ajudar os médicos a enfrentar os desafios da colocação de implantes num maxilar posterior fraco.

CAPÍTULO -1

ANATOMIA GERAL DE REVISÃO

SEIO MAXILAR:

O seio maxilar é uma cavidade aérea de forma piramidal, com o ápice apontando para o zigoma e a base para o assoalho nasal (ver Figura:1). Antes da erupção da dentição permanente, o tamanho do seio maxilar permanece insignificante. Um seio adulto tem aproximadamente 2,5 a 3,5 cm de largura, 3,6 a 4,5 cm de altura, 3,8 a 4,5 cm de profundidade e 12 a 15 cm^3 de volume.[2]

A extensão do seio maxilar vai até à área dos caninos e pré-molares anteriormente, com o ponto mais baixo do pavimento do seio perto da região do primeiro molar. O assoalho do seio está aproximadamente 1cm abaixo do assoalho nasal.[11] No aspeto interno, o epitélio respiratório ciliado reveste o seio maxilar, que continua como mucosa nasal e tem aproximadamente 1 mm de espessura. O seio abre-se através do óstio para o meato médio da cavidade nasal.[2]

A pneumatização do seio se completa na adolescência e quando a pessoa se torna edêntula, a pneumatização continua deixando um osso fino como papel na face lateral e oclusal. Existe uma maior variação na pneumatização de pessoa para pessoa, mesmo de lado a lado.[11]

SEPTA:

O seio maxilar está dividido em muitos compartimentos mais pequenos por meio de projecções ósseas denominadas septos de Underwood. Quando estes septos interferem com a preparação da janela óssea e com a reflexão da membrana sinusal, utiliza-se o termo **"septos**

22

interferentes". A prevalência global de septos é de cerca de 16% a 48%.[15]

CLASSIFICAÇÃO DOS SEPTOS:

De acordo com o desenvolvimento:

1. **Septos primários**
   - Evoluir durante o crescimento da parte média do rosto
   - Desenvolve-se em todas as regiões do seio maxilar (pavimento, parede anterior)[52]
   - Localizado superiormente a um dente maxilar[53]

2. **Septos secundários**
   - Desenvolve-se como uma crista óssea durante a reabsorção do processo alveolar maxilar em resultado da perda de dentes
   - Ocorre no assoalho do antro [52]

3. **Outros**
   - Localizado acima da crista edêntula[54]
   - Pode ser primária, secundária ou uma combinação de ambos os tipos[55]

De acordo com a sua orientação no seio maxilar[15]

1. CLASSE I - Orientação médio-lateral (plano coronal)

2. CLASSE II - Orientação antero-posterior (plano sagital)

3. CLASSE III - Orientação horizontal (plano transversal)

4. CLASSE IV - Combinação das classes I, II e III (como indicado no quadro:1)

CAPÍTULO 2

SUPRIMENTO VASCULAR DO SEIO MAXILAR

O seio maxilar é alimentado por[3]

1. Artéria palatina maior - supre a porção inferior do seio

2. Artéria alveolar póstero-superior (artéria alveolar antral) - supre a parede anterolateral

3. Artéria infra-orbital

SIGNIFICADO DA AAA:

Existe uma anastomose intra-óssea entre o AAA e a artéria infra-orbital (AIO) na parede antero-lateral do seio, que está envolvida na cirurgia do seio. O AAA pode situar-se no córtex da parede lateral do seio, como mostra a (Figura 3) ou entre a membrana schneideriana e a parede lateral ou sob o periósteo da parede lateral, como mostra a (Figura:2)

A distância vertical média entre o ponto mais baixo do vaso e a crista alveolar é de $11,25 \pm 2,99$ mm (pode variar consoante a atrofia do rebordo). A altura da janela óssea deve ser de 13 mm a partir da crista se forem planeados implantes longos. O AAA (diâmetro superior a 2 mm) apresenta risco de hemorragia e interfere com a visibilidade, provocando a perfuração da membrana se ocorrer a transecção da artéria.

A hemorragia do AAA pode comprometer o preenchimento do espaço abaixo da membrana após a elevação, pois pode deslocar o material do enxerto (efeito de lavagem). A preservação da anastomose é essencial tanto para a prevenção de complicações hemorrágicas durante a elevação do seio quanto para a neovascularização do enxerto, conforme mostrado na (Figura 4)

CAPÍTULO 3
SINUS LIFT

O aumento do pavimento do seio maxilar é um procedimento em que a altura do osso alveolar é aumentada através da formação de osso no terço inferior do seio maxilar, permitindo restaurações dentárias, especialmente implantes endósseos.[56] Em 1976, o Dr. Hilt Tatum, na conferência de implantes do Alabama, descreveu a elevação do seio maxilar.[57] Nesta técnica, a osteotomia é efectuada na crista do rebordo ou na janela lateral do seio, seguida da elevação da membrana do seio, permitindo o aumento dos locais com deficiência óssea. Foram propostos vários sistemas de classificação para o osso residual, como se segue:

CLASSIFICAÇÕES

De acordo com Misch:

1. **Com base na quantidade de osso abaixo do antro e na largura da crista[58]**

SA1 (categoria de aumento sub-antral) - osso vertical adequado, ou seja, 12 mm

SA2 - 0 a 2 mm menos do que a altura
ideal

SA3 - 5 a 10 mm de osso abaixo do
seio

SA4 - menos de 5 mm de osso abaixo
do seio
    A - >5 mm de largura da crista

    B - 2,5 a 5 mm de largura da crista, como indicado na (figura 5)

2. Com base no padrão de reabsorção e na quantidade de

osso residual [59]

Classe A

- Altura do rebordo alveolar residual entre 4 e 8 mm

- Largura alveolar residual $\geq$5 mm

- Ausência de reabsorção vertical do rebordo alveolar com manutenção de uma relação intermaxilar vertical aceitável

Classe B

- Altura do rebordo alveolar residual entre 4 e 8 mm

- Largura alveolar residual < 5 mm

- Ausência de reabsorção vertical do rebordo alveolar com manutenção de uma relação intermaxilar vertical aceitável

Classe C

- Altura residual do rebordo alveolar < 4 mm

- Largura alveolar residual $\geq$ 5 mm

- Ausência de reabsorção vertical do rebordo alveolar com manutenção de uma relação intermaxilar vertical aceitável

Classe D

- Altura residual do rebordo alveolar <4mm

- Largura alveolar residual <5mm

- Ausência de reabsorção vertical do rebordo alveolar com manutenção de uma relação intermaxilar vertical aceitável

Classe E

- As mesmas características da classe A, mas com um espaço maior para a altura da coroa

Classe F

- As mesmas características da categoria B, mas com maior espaço vertical de altura da copa

Classe G

- As mesmas características da classe C, mas com maior espaço vertical de altura da copa

Classe H

- As mesmas características da categoria D, mas com maior espaço vertical para a altura da copa

Classe I

- Atrofia tridimensional grave da maxila edêntula com aumento do espaço vertical da coroa para implantes, reabsorção horizontal e discrepância intermaxilar sagital com retrusão maxilar.

3. Classificação ABC dos seios nasais [60]

Classe A

- Altura do osso abaixo do pavimento do seio maxilar ≥10 mm
- Largura do osso ≥5mm

Classe B

- Altura do osso abaixo do fundo do seio 6-9 mm
  - ➢ **Subdivisão h** - Defeito horizontal <5 mm de largura óssea
  - ➢ **Subdivisão v** - Defeito vertical >3 mm de distância da JCE
  - ➢ **Subdivisão c** - Defeito horizontal e vertical combinado

Classe C

- Altura do osso abaixo do pavimento do seio maxilar ≤ 5 mm
  - ➢ **Subdivisão h** - Defeito horizontal <5 mm de largura óssea
  - ➢ **Subdivisão v** - Defeito vertical >3 mm de distância da JCE
  - ➢ **Subdivisão c** - Defeito horizontal e vertical combinado

4. Com base na largura do seio nos limites inferior e superior da osteotomia da janela lateral[61]

Classificação dos seios nasais com base na largura nos limites da

janela lateral, como mostra a

Tabela: 2

5. Com base na largura do seio a 1, 5 e 9 mm[62]

  Medir a largura do seio nasal a 1, 3, 5, 7 e 9 mm do pavimento do seio, como mostra a figura: 6

  Classificação baseada em medições da largura dos seios nasais a várias alturas, como mostra a Tabela: 3

  Imagens de CBCT de seios paranasais estreitos, médios e largos, como mostrado na Figura: 7

6. Com base na extensão para o processo alveolar medida a partir do palato duro[63] (ver figura: 8)

Seio de classe I - acima do palato duro

Seio de classe II - 0 a 6 mm abaixo do palato duro

Seio de classe III - > 6 mm abaixo do palato duro

7. De acordo com a configuração que envolve o pavimento do seio, as paredes vestibular e palatina[64]

- **Tipo A - Cónico estreito**

  - Subtipo 1 - sem recesso

  - Subtipo 2 - com BSR

  - Subtipo 3 - com PNR

- **Tipo B - Cónico**

  - Subtipo 1 - sem recesso

  - Subtipo 2 - com BSR

  - Subtipo 3 - com PNR

- **Tipo C - Ovoide**

28

- Subtipo 1 - sem recesso

- Subtipo 2 - com BSR

- Subtipo 3 - com PNR

- **Tipo D - Quadrado**

  - Subtipo 1 - sem recesso

  - Subtipo 2 - com BSR
  - Subtipo 3 - com PNR

Tipo E - Irregular

- Subtipo 1 - dente que se projecta para o fundo do seio

- Subtipo 2 - pavimento sinusal irregular

- Subtipo 3 - septos/exostoses no fundo do seio

Imagens dos seios do tipo A, B, C e D mostradas na Figura: 9

Os subtipos de seio dos tipos A, B, C e D são apresentados na Figura: 10

Seio do tipo E juntamente com os subtipos apresentados na Figura: 11

INDICAÇÕES:

- Ausência de qualquer patologia sinusal
- Insuficiência óssea residual
- Atrofia maxilar grave
- Má qualidade e quantidade de osso no maxilar[5]

CONTRA-INDICAÇÕES:

Subdividido em

Contra-indicações médicas:

- História recente de quimioterapia/radioterapia da região da cabeça e do pescoço nos últimos 6 meses

- Doentes imunocomprometidos
- Diabetes mellitus não controlada
- Condições médicas que afectam o metabolismo ósseo
- Abuso de álcool/droga
- Tabagismo intenso
- Doenças psiquiátricas

Contra-indicações locais absolutas:
- Sinusite aguda
- Sinusite crónica recorrente
- Rinite alérgica
- Mucosas cicatrizadas e hipofuncionais
- Tumores benignos agressivos
- Tumores malignos[65]
- Fístula oroantral
- Quistos grandes[5]

IMAGIOLOGIA PRÉ-OPERATÓRIA:

A imagiologia pré-operatória do seio maxilar desempenha um papel importante no sucesso da elevação do seio maxilar e dos implantes dentários.[66] Foram preconizadas várias modalidades de imagiologia para a avaliação pré-operatória, mas a TCFC (tomografia computorizada de feixe cónico)[67-68] fornece as melhores informações sobre vários factores anatómicos que são essenciais para o planeamento pré-cirúrgico.[69] A TCFC fornece informações sobre as seguintes características:

As características observadas na CBCT e o seu significado são apresentados na Tabela: 4

SELECÇÃO DA TÉCNICA:

A decisão de escolher o método de abordagem para a elevação do seio depende de vários factores, como o osso residual, a morfologia do fundo do seio, a escolha do cirurgião, etc., com base nos quais foram propostas as seguintes categorias.

De acordo com Lindhe et al,[65] A seleção da técnica para elevação do seio maxilar com base no pavimento e no osso residual é apresentada na Tabela: 5

De acordo com Stern e Green (2012),[70] A seleção da técnica com base no osso residual e no edentulismo é apresentada na Tabela: 6

NECESSIDADE DE ENXERTO:

A elevação do seio maxilar é um procedimento bem sucedido com resultados previsíveis para a reabilitação maxilar posterior com implantes. Embora os materiais de enxerto tenham sido utilizados convencionalmente, é possível efetuar a elevação do seio maxilar sem enxerto.[71] Foi sugerido que não é necessária a presença de um biomaterial para que ocorra a formação óssea no seio maxilar. A manutenção de um espaço para o coágulo sanguíneo, seguida da reabsorção e deposição de células ósseas do periósteo e do osso esponjoso do maxilar, é suficiente para a formação óssea após a elevação do seio.[72] Seguem-se algumas das principais diferenças entre a elevação do seio maxilar efectuada com e sem materiais de enxerto.

(Consulte a Tabela:7)

CAPÍTULO 4

MATERIAIS DE ENXERTO

Com base na origem, os materiais de enxerto podem ser divididos nas seguintes categorias:

- Enxertos autógenos (obtidos do mesmo indivíduo de um local diferente)

- Enxertos alogénicos (obtidos a partir de membros geneticamente diferentes da mesma espécie)

- Enxertos xenogénicos (obtidos a partir de espécies diferentes)

- Enxertos aloplásticos (substitutos ósseos inorgânicos, biocompatíveis e sintéticos)

ENXERTOS AUTÓGENOS:

Os enxertos autógenos são os enxertos ideais para a elevação do seio maxilar. Têm a capacidade de formação óssea direta (propriedade osteogénica), uma vez que é o único enxerto que contém osteoblastos endósteos. As BMPs e os factores de crescimento também são fornecidos por um enxerto cortico-esponjoso que induzirá a formação óssea. Os locais de colheita do autoenxerto incluem a crista ilíaca anterior, a calvária, a tíbia proximal e as regiões maxilofaciais. Os locais de colheita intra-orais incluem a tuberosidade maxilar, o ramo, **a sínfise, a** maxila posterior e o local do terceiro molar inferior.[73]

ENXERTOS ALOGÉNICOS:

Os aloenxertos são materiais aceitáveis para o enxerto do seio. São de origem cadavérica. A antigenicidade e o potencial de transmissão de doenças são os principais problemas associados aos aloenxertos. Estão disponíveis como aloenxertos ósseos liofilizados mineralizados (FDBA) e aloenxertos ósseos liofilizados desmineralizados (DFDBA) em forma de partículas, folhas, blocos, etc. Actuam predominantemente como estruturas osteocondutoras, mas a remoção do conteúdo mineral permite a expressão de propriedades osteoindutoras. O FDBA apresenta efeitos osteocondutores acrescidos e tanto o DFDBA como o FDBA não apresentam osteoindução. A capacidade do DFDBA para formar osso novo depende da idade do dador e o tamanho das partículas não contribui para o preenchimento ósseo[74] .

XENOGRAFIAS:

Os xenoenxertos são osteocondutores por natureza. O mineral ósseo bovino (BBM) e a hidroxiapatite porosa (pHA) são normalmente utilizados. A pHA mostrou uma quantidade significativa de formação de novo osso que estava integrado com grânulos de pHA. O BBM é substituído por osso vital com aumento da densidade radiográfica[75]

ALLOPLASTS:

Os aloplastos são materiais inertes com pouca ou nenhuma osteocondução. Os materiais utilizados incluem a hidroxiapatite, a hidroxiapatite derivada de corais e algas, o fosfato de cálcio, o sulfato de cálcio, o colagénio e os polímeros. A ausência de antigenicidade e o fornecimento ilimitado tornam-no vantajoso. O cimento ósseo de hidroxiapatite actua como um material de enxerto promissor para a elevação do seio maxilar. As propriedades mecânicas da hidroxiapatite derivada de corais e algas são semelhantes às do osso esponjoso, pelo que pode ser utilizada como material de substituição, isoladamente ou em conjunto.

combinação. O crescimento de tecido osteoide ou conjuntivo ocorre quando o tamanho dos poros é de 100_{nm}[75] .

CAPÍTULO-5

TÉCNICAS

1. Abordagem crestal

   - Método convencional
   - Técnica Minimamente Invasiva de Elevação do Balão da Membrana Antral (MIAMBE)
   - Técnica hidrodinâmica baseada em ultra-sons
   - Abordagem transcrestal minimamente invasiva (MISTA) com massa CPS
   - Abordagem CAD/CAM

2. Abordagem da janela lateral

   - Método convencional
   - Sistema piezoelétrico
   - Técnica DASK
   - Técnica de elevação do balão da membrana antral (AMBE)
   - Abordagem CAD/CAM

ABORDAGEM CRESTAL:

Proposto por Tatum em 1986 e desenvolvido por Summers em 1994. A elevação do pavimento sinusal com osteótomo (OSFE) consiste em elevar o pavimento sinusal a partir do osso obtido durante a preparação do local da osteotomia. A elevação do fundo do seio com osteótomo adicionado de osso (BAOSFE) é obtida empurrando o material de enxerto para o local da osteotomia com osteótomos.[73]

TÉCNICA CIRÚRGICA:

1. Administração de anestesia local efectuada.

2. A incisão crestal é feita com 2 incisões verticais de libertação.

3. O rebordo alveolar é exposto através da elevação de um retalho mucoperiosteal de espessura total.

4. É utilizado um martelo ou uma broca para inserir o osteótomo no local do implante, ver (Figura 12a)

5. Sequencialmente, são utilizados osteótomos de tamanhos crescentes, o que leva à compressão do osso, empurrando-os lateral e apicalmente, ver (Figura 12b)

6. Após a utilização do osteótomo maior, o enxerto ósseo é adicionado à referência do local do implante (Figura 12c)

7. Após a colocação dos materiais de enxerto, o osteótomo maior é reinserido no local, o que exerce pressão sobre os enxertos ósseos, provocando a elevação da membrana sinusal

8. Uma vez obtida a altura pretendida através da adição de enxertos ósseos, coloca-se em posição o dispositivo de fixação do implante, cujo diâmetro deve ser superior ao maior osteótomo utilizado. referir (Figura 12d)

TÉCNICA MINIMAMENTE INVASIVA DE ELEVAÇÃO DO BALÃO DA MEMBRANA ANTRAL (MIAMBE):

A elevação minimamente invasiva da membrana antral com balão (MIAMBE) é uma modificação da técnica do osteótomo e foi desenvolvida por Kfir et al. Nesta técnica, é utilizado um balão de silicone hipoalergénico para elevar a membrana sinusal.[76]

TÉCNICA CIRÚRGICA:

1. Administração de anestesia local a efetuar.

2. Colocar uma incisão sub-crestal palatalmente com duas incisões de libertação.

3. Refletir um retalho mucoperiosteal de espessura total, expondo a crista do rebordo.

4. No centro da crista, marcar o local de perfuração com uma broca piloto.

5. Deve ser perfurado um diâmetro mínimo de 4,5 mm para permitir a entrada do balão e o local pode ser alargado até atingir o diâmetro da perfuração final recomendada.

6. Devem ser utilizadas brocas com rolhas para manter pelo menos 1 mm de osso remanescente que será posteriormente fracturado pelo osteótomo.

7. Deve ser utilizado um osteótomo correspondente ao comprimento do implante, mas com um diâmetro inferior ao do implante em 0,5 mm.

8. Obtém-se uma fratura controlada do pavimento do seio através da inserção de um osteótomo e de uma batida suave com um martelo.

9. Verificar a integridade da membrana utilizando a manobra de valsalva.

10. Verificar o funcionamento do balão antes da inserção no seio maxilar, insuflando-o.

11. Introduzir o balão no espaço sub-antral e proceder a uma insuflação lenta progressiva controlada com solução salina, ver (Figura 13)

12. Uma elevação de 5 mm da membrana sinusal pode ser obtida com 1 cc de solução salina. Elevar a membrana até à altura pretendida.

13. Após a conclusão da elevação, verificar novamente a integridade da membrana (apertar o nariz e pedir ao doente para soprar pelo nariz, procurando a névoa no espelho).

14. Os implantes podem ser colocados imediatamente ou após 3 meses e com ou sem enxertos.

15. Se for necessário efetuar um enxerto para a colocação imediata do implante, coloque o enxerto ósseo no local utilizando uma escavadora e condense-o com um instrumento de pata de elefante.

16. Colocar o implante, colocar um parafuso de cobertura, aproximar os

retalhos e colocar as suturas.

17. Os implantes também podem ser colocados imediatamente sem enxertos.[77] (ver Figura: 13)

TÉCNICA HIDRODINÂMICA BASEADA EM ULTRA-SONS:

Uma técnica minimamente invasiva denominada Intralift foi introduzida por Troedhan, Kurrek, Wainwright e Jank, que utiliza um conjunto específico de pontas piezoeléctricas com a aplicação de ultra-sons. Embora a técnica seja sensível ao operador, possui as seguintes vantagens

- Possuem menor risco de cirurgia de tecidos
- Não há necessidade de desbridamento ósseo no local da cirurgia devido ao efeito de cavitação
- Sem risco de entrada de fragmentos ósseos no seio
- Maior elevação homogénea da membrana
- A membrana desprende-se suavemente por microcavitação.

TÉCNICA CIRÚRGICA:

1. As pontas ultra-sónicas funcionam em 4 modos de potência de D1 a D4 com base na qualidade do osso.

2. As potências D1 e D2 são utilizadas para o osso cortical no início do procedimento, enquanto as potências D3 e D4 são utilizadas para o osso esponjoso no final.

3. A perfuração é efectuada na seguinte sequência:[78] (ver Tabela: 8)

Pontas ultra-sónicas de TKW1-5 dispostas pela ordem indicada na figura: 14

MISTA UTILIZANDO CPS PUTTY:

Esta técnica minimamente invasiva utiliza massa de fosfosilicato de cálcio (CPS) para a elevação do seio. Aqui, a massa de CPS é injectada através de um catridge antes da fratura do pavimento do seio maxilar por osteótomo para criar um efeito de amortecimento. Após a fratura, a massa CPS é administrada em incrementos até se atingir a elevação desejada da membrana. A ponta do catridge deve encaixar firmemente na osteotomia (Figura 15a) para criar pressão para a elevação da membrana após a injeção do enxerto. Após a elevação adequada, os implantes podem ser colocados (Figura 15c).[5] consultar Figura:15

TÉCNICA CAD/CAM:

A tecnologia CAD/CAM permite a colocação de implantes com elevada precisão. Com a ajuda de dados gerados por computador, é possível uma baixa morbilidade, menos tempo de tratamento e um procedimento minimamente invasivo. Esta técnica que utiliza a tecnologia CAD/CAM para o levantamento do seio maxilar e a colocação de implantes é conhecida como Trans-crestal Guided Sinus Lift (TGSL).

TÉCNICA CIRÚRGICA:

1. Tomografia computorizada utilizando a técnica de duplo exame: o primeiro com o modelo de planeamento no local e o segundo com o modelo radiográfico foi obtido

2. Ambas as imagens foram transferidas e sobrepostas num programa de software de planeamento tridimensional

3. A posição virtual do implante, os ângulos e a altura óssea disponível foram determinados

4. O comprimento de trabalho deve ser a altura do osso disponível menos 1 mm

5. Após a verificação do planeamento do tratamento, o modelo

cirúrgico foi fabricado por estereolitografia

6. Após a administração de AL, é introduzida uma punção de tecido através da férula cirúrgica e é utilizada uma técnica sem retalhos

7. A perfuração é efectuada com brocas helicoidais até ao comprimento inferior a 1 mm do comprimento pretendido

8. Os osteótomos foram introduzidos através do gabarito (Figura 16a) e foi efectuada a batida seguida da verificação da integridade da membrana com a manobra de valsalva

9. Os materiais de enxerto misturados com solução antibiótica foram moldados na forma de raiz e introduzidos através da manga do molde (Figura 16b)

10. Osteótomo final utilizado para criar pressão hidráulica para elevar a membrana

11. Colocação dos implantes e restauração provisória em[5] (ver figura: 16).

TÉCNICA DA JANELA LATERAL:

Proposta por Tatum, seguida por Boyne e James. Utilizado no caso de cavidades sinusais grandes e pneumatizadas. Tradicionalmente, era descrito como um procedimento em duas fases, em que durante a cirurgia inicial o seio é preenchido com enxerto e uma segunda cirurgia após 3 meses em que o implante é colocado no local do enxerto. Posteriormente, foram também propostas várias modificações desta técnica, utilizando uma cirurgia numa única fase.[5]

TÉCNICA CIRÚRGICA:

1. É administrada uma anestesia local. Se o doente estiver ansioso ou se for necessário um segundo local cirúrgico para a colheita do auto-enxerto, pode ser administrada sedação ou mesmo anestesia geral.[5]

2. Pode ser efectuada uma incisão inicial 2 a 3 mm acima da junção mucogengival, desde a eminência do canino até ao contraforte zigomático, ou pode ser efectuada uma incisão palatina intercrestal/subcrestal com incisões de libertação verticais nas extremidades da incisão crestal paralelas ao fornecimento vascular.[73]

3. Um retalho mucoperiosteal de espessura total é elevado bucal e superiormente para expor a parede lateral do seio.

4. A posição da antrostomia é determinada pela altura do enxerto necessário e pela localização da artéria PSA apicalmente, 3 mm acima do pavimento do seio coronalmente, o mais próximo possível da parede anterior mesialmente e o número de implantes a colocar distalmente.

5. A janela lateral é criada com uma broca de carboneto de tungsténio utilizando uma peça de mão reta de alta velocidade (ver Figura 17a). Quando aparece uma sombra azul, que é indicativa da membrana, pode ser utilizada uma broca de diamante para evitar a perfuração da membrana.

6. A antrostomia deve ter uma forma oval, sem arestas vivas, medindo 20 mm mesiodistalmente e 15 mm apicocoronalmente.[73]

7. No caso da técnica de dobradiça, o corte da osteotomia superior é efectuado de forma incompleta, de modo a que a janela lateral criada possa ser articulada para dentro e para cima, juntamente com a membrana elevada e mantida numa posição horizontal, como se mostra na (Figura 17b).

8. No caso de seios paranasais estreitos, também pode ser efectuada uma osteotomia completa, removendo a janela lateral, seguida de elevação da membrana, como se mostra na (Figura 17c).

9. Após a elevação da membrana, o enxerto ósseo é mantido no

lugar, como se mostra na (Figura 17d), e coberto com uma membrana de barreira de colagénio que cobre a janela lateral, como se mostra na (Figura 17e).

10. O retalho é reposicionado e as suturas são colocadas como se mostra na (Figura 17f).[78]

TÉCNICA PIEZOELÉCTRICA:

1. O Dr. Tomaso Vercellotti inventou a Piezo-cirurgia, que utiliza baixa frequência
   vibração ultra-sónica.

2. Para criar uma janela lateral, a técnica piezoeléctrica foi utilizada
   por Torella em 1998

3. Esta técnica é menos suscetível de provocar lesões nos vasos
   sanguíneos e na membrana schneideriana.

4. A osteotomia é feita com a ajuda de inserções piezoeléctricas
   especiais para criar uma janela, como se mostra na (Figura 18a).

5. A elevação da membrana é efectuada com a ajuda de uma
   inserção de elevação em forma de trombeta que utiliza uma
   potência baixa, seguida de inserções angulares ou elevadores
   manuais, como se mostra na (Figura 18b).[78]

DASK (Dentium Advanced Sinus Kit) TÉCNICA:

1. Introduzido como uma alternativa ao sistema não piezoelétrico
   para evitar complicações nos tecidos moles.

2. A antrostomia por aplainamento ósseo lateral utilizando a técnica

DASK foi introduzida por Lozada et al.

3. Utiliza-se uma broca em forma de cúpula com 6 ou 8 mm de diâmetro e 4 mm de altura, que funciona a 800 a 1200 rpm, como se mostra na (Figura 19a).

4. O adelgaçamento do osso com a broca é efectuado até a membrana do seio ser visível, como se mostra na (Figura 19b).

5. O osso diluído pode ser curetado ou pode ser elevado juntamente com a membrana, como se mostra na (Figura 19c).[78]

TÉCNICA DE ELEVAÇÃO DO BALÃO DA MEMBRANA ANTRAL (AMBE) :

Em áreas de difícil acesso, a técnica AMBE pode ser utilizada para elevar o seio maxilar com um traumatismo mínimo. Permite aumentar a altura do osso de tal forma que podem ser colocados implantes até 16 mm.

- A técnica AMBE é vantajosa devido a

    - Risco mínimo de perfuração

    - Abordagem de preservação de tecidos

    - Menos dor pós-operatória, hemorragia e possibilidades de infeção[79]

- Apresenta também algumas desvantagens como

    - A AMBE requer fenestração bucal e uma incisão maior do que a abordagem crestal[79]

    - A insuflação rápida do balão com mais de 4 ml de solução salina provoca a sua rutura, levando à rutura da membrana[1]

TÉCNICA CIRÚRGICA:

1. Administração de anestesia local efectuada.

2. Ao longo do comprimento da área edêntula, é efectuada uma

incisão inicial na crista, seguida de uma incisão de libertação
vertical inclinada para a frente no bordo anterior da incisão na
crista e que se estende até ao vestíbulo.

3. O retalho mucoperiosteal de espessura total reflectiu-se superiormente,
como se mostra na (Figura 20a).

4. Utilizando uma trefina de 5 mm ou uma broca de diamante
redonda de 8 mm, é criada uma osteotomia no osso bucal,
como se mostra na (Figura 20b).

5. A janela óssea é elevada para dentro, de modo a levar consigo
a membrana subjacente.

6. Para elevar a membrana do chão, utiliza-se uma cureta de
colher grande ou um elevador livre modificado, como se
mostra na (Figura 20d).

7. O balão é testado quanto a fugas antes da inserção no seio
nasal com 3 a 4 ml de solução salina estéril, como se mostra
na (Figura 20c).

8. A meio da distância entre as paredes lateral e medial, o balão
esvaziado é inserido como se mostra na (Figura 20e) e
insuflado com 2 a 4 ml de solução salina estéril como se
mostra na (Figura 20f).

9. É criado um espaço antral pelo balão que é limitado
superiormente pela janela óssea vestibular elevada e pela
membrana, pela parede medial do seio medialmente, pela
membrana não reflectida e pelas raízes dos dentes adjacentes
anteroposteriormente.

10. Procede-se ao esvaziamento e à remoção do balão.

11. Sob a membrana elevada do seio, é colocada uma barreira de
colagénio reabsorvível embebida em PRP, como se mostra na

(Figura 20h).

12. O material de enxerto adequado misturado com PRP, conforme ilustrado na (Figura 20i), é agora colocado no espaço criado pela membrana antral, conforme ilustrado na (Figura 20j). Deve ter-se o cuidado de não condensar demasiado, para evitar danificar a membrana.

13. Uma vez efectuado o enxerto, a parede lateral é agora coberta com uma membrana regenerativa óssea guiada, após o que o retalho é reposicionado e suturado como se mostra na (Figura 20l).[79]

TÉCNICA CAD/CAM:

Devido às variações anatómicas, a identificação pré-operatória das estruturas anatómicas é essencial e o método mais fiável para a identificação é a TCFC.[80] Utilizando os dados da TCFC, a tecnologia CAD/CAM tem sido utilizada para o fabrico de estruturas de suporte para a posição exacta da janela lateral e a elevação da membrana.[81]

TÉCNICA CIRÚRGICA:

1. As três principais etapas envolvidas incluem

   - Planeamento e conceção virtual de andaimes e guias de corte
   - Fabrico de andaimes e guias
   - Aumento do seio

2. Os dados da CBCT são carregados num software de reconstrução 3D com o qual é efectuada a reconstrução 3D do maxilar e é desenhado um andaime para o aumento

3. A geometria 3D do andaime é importada para o software CAM e um bloco de hidroxiapatite derivado de coral é colocado na máquina de fresagem para o fabrico de um andaime de forma

anatómica, como se mostra na (Figura 21c)

4. Do mesmo modo, é fabricada uma guia de corte em PTFE (politetrafluoroetileno), como mostra a figura 21a

5. Sob anestesia local, um retalho mucoperiosteal de espessura total é refletido para expor a parede lateral

6. Inicialmente, a estabilidade da guia de corte é verificada, após o que é inserida e a osteotomia é feita utilizando a inserção piezoeléctrica, como se mostra na (Figura 21b)

7. Após a reflexão da membrana, o bloco de HA de forma anatómica é inserido imediatamente, preenchendo o espaço, conforme ilustrado na (Figura 21d)

8. Aproximação dos retalhos e sutura[82]

TÉCNICA DE UMA FASE VS TÉCNICA DE DUAS FASES:

Técnica **de 2 fases** - seio aumentado na primeira fase e implante colocado na segunda fase após um período de cicatrização de cerca de 6 meses.

Técnica de **1 fase** - os implantes são inseridos em conjunto com a elevação do seio maxilar numa única fase.[83]

Embora não existam diferenças estatísticas entre as técnicas de 1 e 2 fases em termos de insucesso do aumento, insucesso do implante, insucesso da prótese e complicações, existem certas vantagens e desvantagens para cada uma delas.[84]

A comparação entre a técnica de uma fase e a de duas fases é apresentada no quadro 9

INSTRUÇÕES PÓS-OPERATÓRIAS:

- Compressas de gelo no lado operado da face para reduzir o edema
- Dieta suave e nutritiva
- Evitar actividades como assoar o nariz, espirrar, etc., que possam causar alterações na pressão intranasal
- Instruir o doente a espirrar com a boca aberta para que a pressão possa ser direccionada para longe da boca[70]
- Para evitar beber com palhinhas durante uma semana
- Instruir para não usar qualquer prótese sobre o local da cirurgia durante uma semana
- Aconselhar a medicação pós-operatória
    - Amoxiclav 625 mg três vezes por dia
    - Metronidazol 400 mg três vezes por dia
    - Combinação de Aciclofenac 100mg e Paracetamol 500mg
    - Um descongestionante nasal durante 5 dias[70]

CAPÍTULO-6

COMPLICAÇÕES

COMPLICAÇÕES E SUA GESTÃO:

O aumento do seio maxilar pode causar complicações que podem ser classificadas como[85]

> ➢ Doença sistémica e relacionada com medicamentos
>
> ➢ Anatomia e procedimentos cirúrgicos relacionados
>
> ➢ Patologia sinusal relacionada
>
> ➢ Relacionado com a infeção
>
> ➢ Relacionadas com próteses, (ver quadro: 10)

DOENÇA SISTÉMICA E RELACIONADA

COM A MEDICAÇÃO:

- A infeção pós-operatória, a diminuição da rotação do enxerto e a abertura da linha de incisão são algumas das complicações atribuídas à diabetes mellitus não controlada.

- Não existe uma correlação significativa entre os resultados dos implantes e a diabetes mellitus; no entanto, a osteointegração comprometida representa um risco para o tratamento com implantes em diabéticos, como se pode ver em[86.] A correlação entre a diabetes mellitus e a osteointegração dos implantes é apresentada no (fluxograma:1)

- Em caso de osteoporose, devido à diminuição da densidade mineral óssea e à alteração do metabolismo ósseo, o tempo de cicatrização após o aumento deve ser alargado para um período de 8 meses no caso da maxila e de, pelo menos, 6 meses no caso da mandíbula, antes da colocação dos implantes, sendo também aconselhada a ingestão de vitamina D e cálcio no pós-operatório.

- O risco de infeção, a cicatrização deficiente de feridas e a alteração do metabolismo ósseo contra-indicam o procedimento de aumento em indivíduos imunocomprometidos.[85]

RELACIONADAS COM A ANATOMIA E A CIRURGIA

PERFURAÇÃO DA MEMBRANA SCHNEIDERIANA:

A membrana schneideriana é uma fixação firme que reveste a cavidade sinusal, caracterizada por um periósteo fibroso coberto por epitélio respiratório estratificado pesudociliado. A membrana pode ser fina e delicada ou densa e menos friável. A perfuração da membrana sinusal é a complicação mais comum durante o aumento do seio. Os aumentos dos seios nasais não precisam de ser abortados se a perfuração da membrana for identificada e tratada em conformidade.[87] (consultar o fluxograma: 2)

PERFURAÇÃO tSFE:

Os métodos de avaliação da perfuração da membrana que ocorre durante uma abordagem transcrestal incluem:

- Endoscopia (mais fiável)
- Manobra de Valsalva
- Radiografias periapicais (após a colocação do enxerto ósseo)
- Microscópio ou lupas de aumento[87]

Classificação da perfuração tSFE: (ver quadro: 11)

A gestão das perfurações durante a tSFE é apresentada na figura:22

PERFURAÇÃO LATERAL DA JANELA:

As perfurações que ocorrem durante uma abordagem por janela lateral podem ser classificadas de acordo com a sua localização e extensão da seguinte forma[19]

A classificação da perfuração lateral da janela é apresentada na Tabela:12

A imagem que representa a localização da perfuração é mostrada na Figura:23

A reparação das perfurações laterais das janelas é apresentada na Tabela:13

Um sistema de classificação simplificado foi derivado da classificação acima mencionada com base na experiência clínica[66]

A representação esquemática da classificação simplificada é mostrada na figura:24

Tabela 14: O tratamento da perfuração com base numa classificação simplificada é apresentado na figura:25

SINUS SEPTA:

A presença de septos é maior em pacientes edêntulos do que em pacientes dentados e a sua prevalência global está estimada em cerca de 16% a 48%.[88] A presença de septos foi significativamente associada à perfuração da membrana sinusal.[89] Para que o enxerto seja colocado sem interrupção, os septos podem ser cortados com um cinzel e removidos com uma pinça hemostática.[56] Podem ser incorporadas algumas modificações no desenho da janela lateral, tais como duas janelas de cada lado do septo, se este for alto, como se mostra na (Figura 25), ou uma janela em forma de W, se for baixo.

Shih-Cheng Wen et al 2013 propuseram uma classificação dos septos e das suas abordagens de tratamento correspondentes do seguinte modo[44]

Classification/ subclass	Location	No.	Orientation	Size (mm)	Proposed treatment approach
Easy (E)					
a	Anterior to zygomatic process	1	Mediolateral	≤ 6	1 window with the wall-off/ wall-gone technique
b	Anterior to zygomatic process	1	Mediolateral	> 6	2 windows
Moderate (M)					
a	Posterior to zygomatic process	1	Mediolateral	≤ 6	1 window with the wall-off/wall-gone technique or osteotome technique (when access from the lateral wall is the major concern)
b	Posterior to zygomatic process	1	Mediolateral	> 6	1 window with the wall-off/wall-gone technique and removal of the septum
Difficult (D)					
a	Anterior or posterior to zygomatic process	1	Antero-posterior	≤ 6	1 window from the lateral approach
b	Anterior or posterior to zygomatic process	1	Antero-posterior	> 6	1 window from the crestal approach and the wall-gone technique
c	Anterior or posterior to zygomatic process	2+	Mediolateral		Multiple windows or combined with the wall-off/wall-gone technique

ALTURA ÓSSEA RESIDUAL:

A altura óssea residual pré-operatória pode estar associada ao insucesso do implante da seguinte forma[90] (consultar a Tabela:15)

Alguns autores sugerem que não existe associação entre a altura do osso residual e a perda óssea marginal.[91] Por conseguinte, a estabilidade primária do implante é da maior importância para o sucesso dos implantes.[85]

SANGRAMENTO:

O corte de um AAA pode provocar uma hemorragia significativa que pode complicar o procedimento de elevação do seio maxilar[85] Um vaso de maiores dimensões (>2 mm de diâmetro), se lesado, pode causar as seguintes perturbações:

- Dificulta a visibilidade do campo operatório

- Perfuração da membrana devido a uma visibilidade incorrecta

- Aumenta o tempo de funcionamento

- Mobilidade do enxerto

- Baixa irrigação sanguínea do enxerto

Se a lesão do vaso não for tratada, desenvolve-se uma hemossinusite várias horas após a cirurgia.[92] Os métodos de controlo da hemorragia incluem

- Electrocautério (possibilidade de necrose da membrana)
- Pressão com gaze esterilizada humedecida com soro fisiológico/ácido tranexâmico
- Cera de osso[73]
- Ligação direta
- Colocação de enxerto ósseo particulado no canal.[85]

IMPLANTES NO SEIO:

A deslocação dos implantes para o seio maxilar pode ocorrer quando resta um mínimo de osso. A pressão firme da prótese e a estabilidade primária inadequada também podem causar a deslocação. As técnicas para a remoção de implantes deslocados incluem

- Procedimento Caldwell Luc

- Endoscopia (menos desconforto pós-operatório)

O deslocamento pode ser evitado através da utilização de implantes cónicos que proporcionam um efeito de cunha[85]

OBLITERAÇÃO DA CAVIDADE SINUSAL:

O seio comunica com a cavidade nasal através do óstio, que se situa a 25 a 35 mm do pavimento do seio.[93] O enchimento excessivo do enxerto ósseo pode bloquear o óstio, causando desconforto ao paciente. A remoção do excesso de osso pode exigir uma segunda cirurgia[85]

VERTIGEM POSICIONAL PAROXÍSTICA BENIGNA (VPPB):

A VPPB é uma perturbação comum dos órgãos vestibulares terminais caracterizada por episódios curtos e frequentemente recorrentes de vertigem que são desencadeados por determinados movimentos da cabeça no plano dos canais semicirculares posteriores[94]

O diagnóstico é feito através do teste de Dix-Hallpike - indução de uma mudança rápida de posição da posição sentada para a posição de suspensão da cabeça à esquerda ou à direita[95,] Quando os doentes são colocados numa posição provocada, desenvolvem vertigens em 1 a 40 segundos[96] juntamente com nistagmo, que desaparece em 30 a 60 segundos[97] O tratamento inclui a administração de benzodiazepinas e anti-histamínicos para aliviar os sintomas desagradáveis do enjoo[98] juntamente com a "manobra de Epley" que envolve uma série de mudanças de posição da cabeça[99]

RELACIONADO COM A PATOLOGIA

PSEUDOCISTOS, CISTOS DE RETENÇÃO E MUCOCELE:

Os pesudocistos não têm revestimento epitelial; os quistos de retenção são alargamentos ductais glandulares e estão revestidos por epitélio, enquanto as mucocele são extravasamentos de muco para os tecidos na sequência de traumatismo ou obstrução[100]

O tamanho da mucocele continua a aumentar devido à saída contínua de fluido, o que cria pressão nas paredes do seio, levando à reabsorção óssea A avaliação radiográfica pré-operatória pode ajudar a identificar estas lesões, mas as mucoceles podem não ser visíveis radiograficamente.[101] A remoção destas lesões pode ser efectuada juntamente com um enxerto sinusal simultâneo.

INFECÇÃO

RELACIONADA COM A

INFECÇÃO:

A infeção apresenta um risco de fracasso do enxerto e do implante e é considerada a principal causa de fracasso do implante.[98] Se o enxerto for afetado, recomenda-se a remoção completa e a colocação de novo enxerto.[102] As amino penicilinas, como a amoxicilina, são recomendadas para as infecções agudas dos seios nasais.

INCHAÇO/PUS/HEMATOMA:

65% dos seios maxilares aumentados apresentam edema e hematoma devido à sua elevada vascularização.[103] Pode ser tratado farmacologicamente com AINEs. A secreção de pus indica uma infeção ativa, para a qual se pode proceder a edema e drenagem, juntamente com antibióticos, e verificar se o enxerto está envolvido[102]

HEMORRAGIA/ HEMOSSINUS:

A gestão incorrecta do retalho pode causar hemorragia no pós-operatório. A aplicação de pressão pode aliviar essa hemorragia. **A** hemorragia prolongada pode ser indicativa de certos medicamentos, distúrbios hemorrágicos ou doença hepática.

A hemorragia nasal pode dever-se a uma perfuração da membrana que, se não for detectada, pode estabelecer uma comunicação entre o seio nasal e a cavidade nasal. Recomenda-se a utilização de um descongestionante nasal e de antibióticos para prevenir a infeção[85]

ABERTURA DA LINHA DE INCISÃO:

A manipulação correcta dos tecidos e o retalho sem tensão evitam a deiscência da ferida.[104] A dificuldade de adaptação do retalho e o encerramento sem tensão podem ocorrer devido à utilização de membranas sobre a janela lateral.[50] A utilização de membranas não reabsorvíveis está associada a um risco acrescido de deiscência no pós-operatório.[105]

SINUSITE:

A congestão nasal, a secreção purulenta e as dores de cabeça são a tríade caraterística da sinusite.[106] Para a prevenção, recomenda-se o rastreio pré-operatório de doentes com factores de risco, antibióticos pré-operatórios, esteróides e descongestionantes. Os descongestionantes e os antibióticos são recomendados para a sinusite pós-operatória. Se a sinusite persistir durante mais de 2 semanas, recomenda-se a realização de uma endoscopia

FÍSTULA OROANTRAL:

A fístula oroantral pode ocorrer devido à extração de molares, cicatrização inadequada da ferida e perda de implantes colocados no seio.[107] Está associada a sinusite crónica, interrompendo assim a terapia com implantes. Podem ser utilizadas várias técnicas de mobilização de retalhos para tratar a fístula oroantral.[108]

RELACIONADOS COM PRÓTESES

PRÓTESE PROVISÓRIA PÓS-OPERATÓRIA:

As próteses provisórias colocadas no pós-operatório podem causar pressão sobre a linha de incisão, sobre o enxerto ósseo em maturação e sobre os implantes que se integram. Por conseguinte, deve ser proporcionado um alívio adequado sobre as áreas aumentadas/implantadas. Caso contrário, pode ocorrer uma perturbação da cicatrização da ferida, uma carga prematura e a deslocação dos implantes[85]

COMPRIMENTO E DIÂMETRO DO IMPLANTE:

O osso mole no maxilar posterior representa um risco de fracasso do implante. Assim, para uma melhor osseointegração, é necessário aumentar o contacto entre o osso e o implante, aumentando o comprimento e o diâmetro do implante.[85] A tensão transmitida ao osso circundante pode ser reduzida através do aumento da dimensão do implante ou do aumento das roscas[8]

NÚMERO INSUFICIENTE DE IMPLANTES:

Quando o número de implantes aumenta, é

- Causa a distribuição da carga
- Aumenta o contacto entre o osso e o implante

- Diminui a tensão e a perda óssea da crista

MESA OCLUSAL AUMENTADA:

A redução da mesa oclusal pode diminuir a quantidade de perda óssea e também evita o movimento de flexão dos implantes.

IMPLANTES NÃO ESTRIADOS:

Quando os implantes são esplintados, distribuem o stress pela estrutura de forma uniforme, o que leva à redução do stress transmitido ao alvéolo[109] , contribuindo para a preservação do osso à volta dos implantes. A esplintagem é necessária para implantes colocados axialmente.

ILUSTRAÇÕES

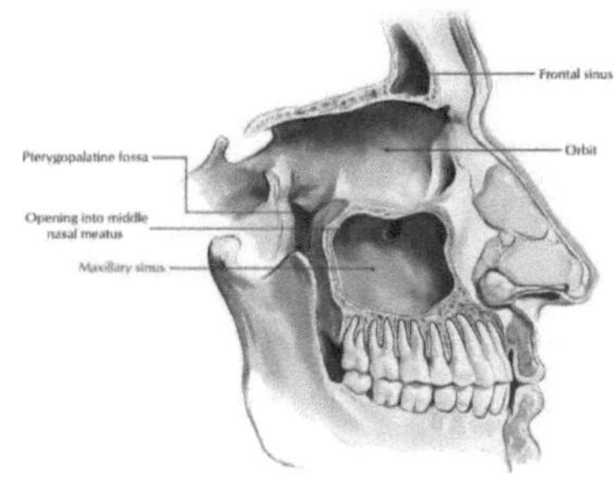

Figura 1: Localização e extensão do seio maxilar

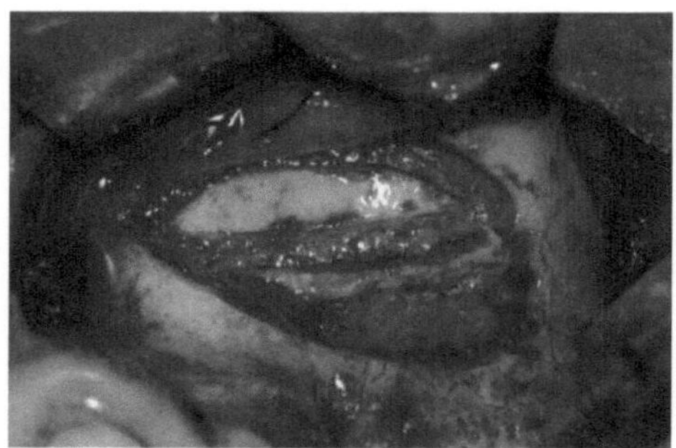

Figura 2: AAA na parede lateral do seio

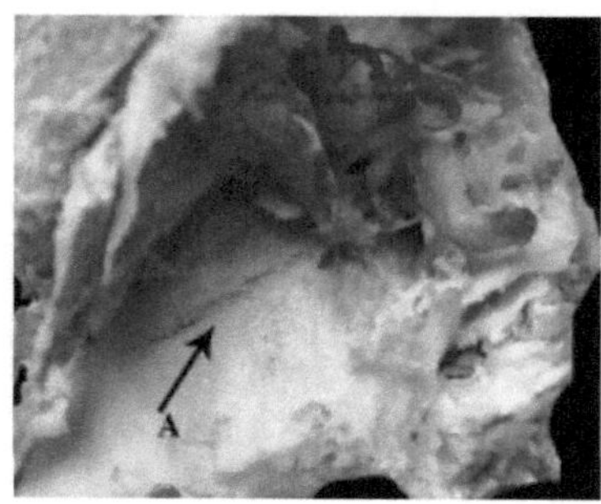

Figura 3: AAA com trajeto intraósseo

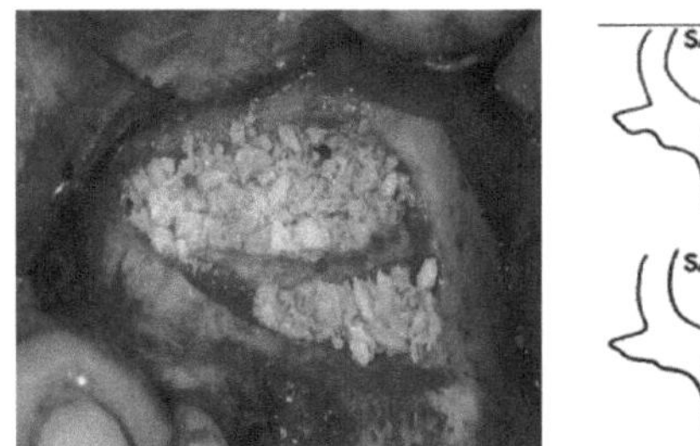
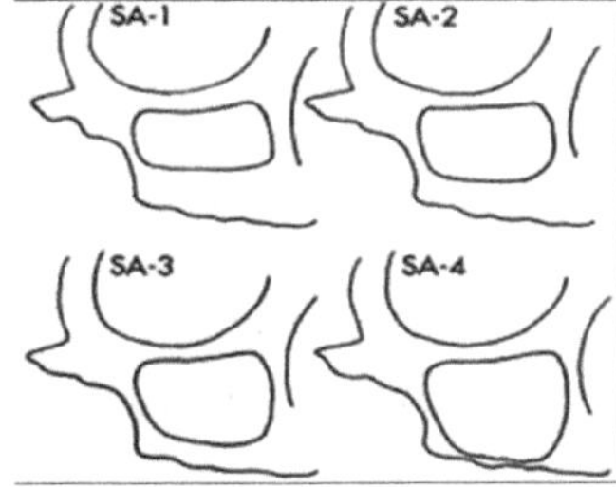

Figura 4: Preservação do AAA durante o enxerto Figura 5: Classificação com base na altura do osso residual

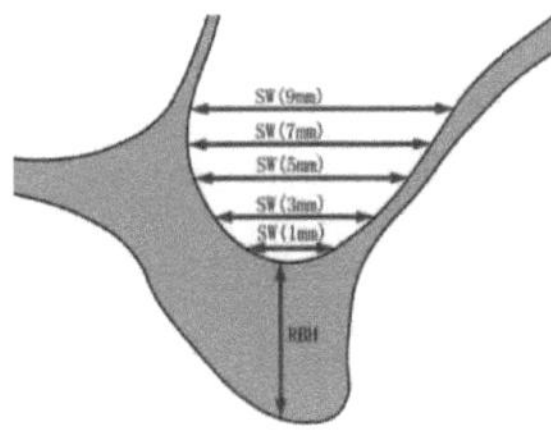

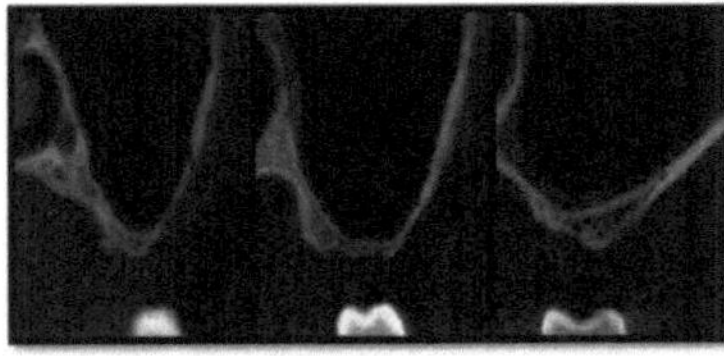

Figura 6: Medição da largura do seio a 1, 3, 5, 7 Figura 7: Imagens de CBCT do e a 9 mm do seio estreito, médio e largo

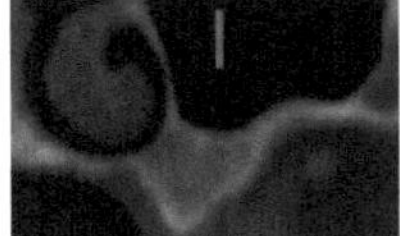
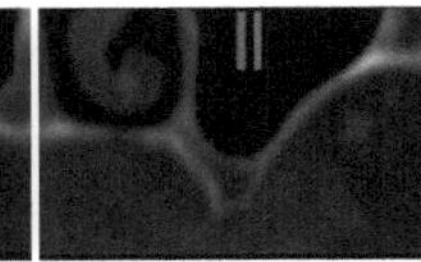
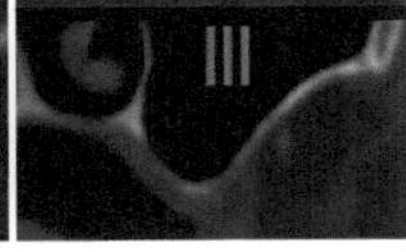

Figura 8: Imagens dos seios nasais de classe I, classe II e classe III

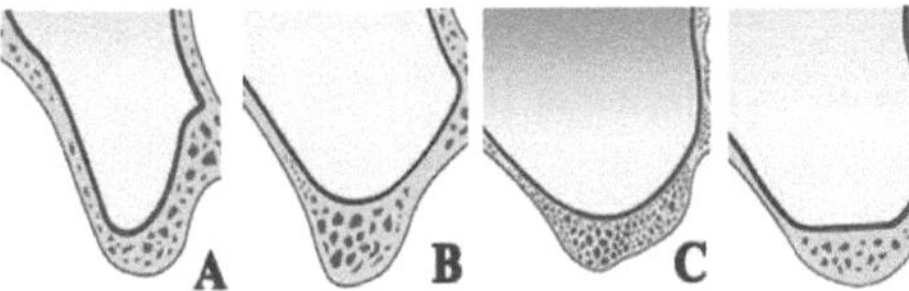

Figura 9: Imagens dos seios do tipo A, B, C e D

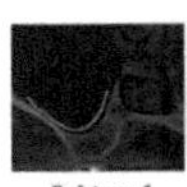
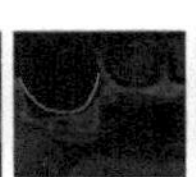
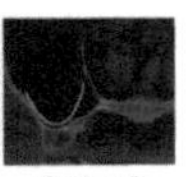

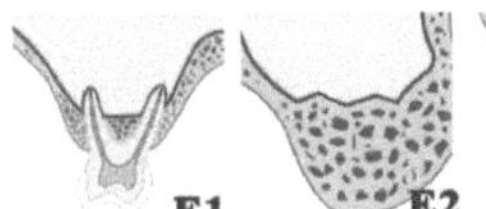
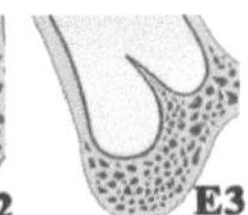

Figura 10: Subtipos dos seios paranasais dos tipos A, B, C e D Figura 11: Seio paranasal do tipo E e subtipos

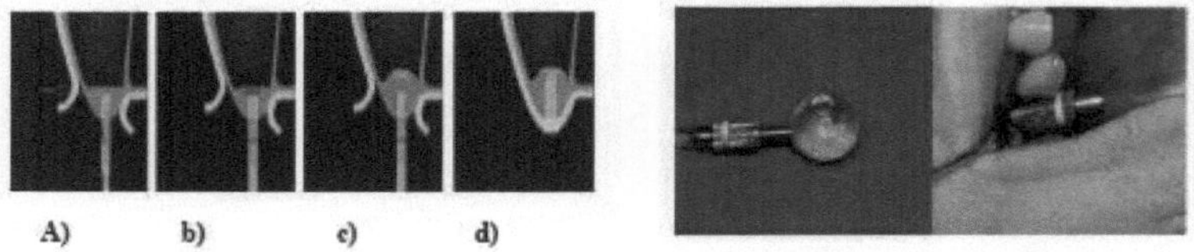

Figura 12: Técnica de osteótomo Crestal Figura 13: Sistema MIAMBE

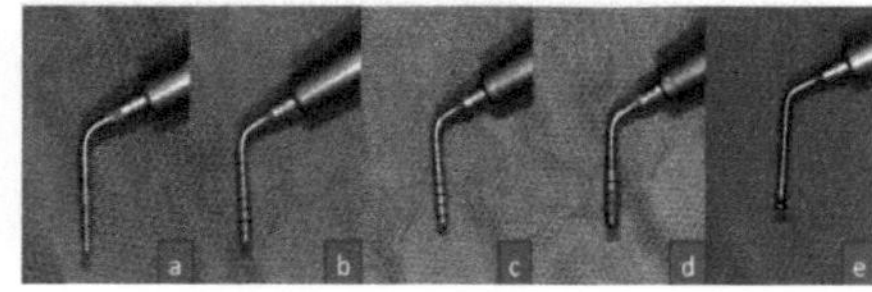

Figura 14: Pontas ultra-sónicas da TKW1-5 dispostas na ordem de a a e

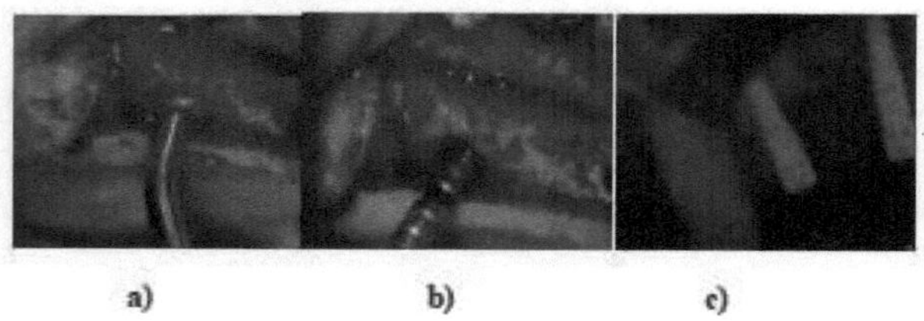

Figura 15: MISTA utilizando o CPS putty

a) Encaixe apertado da ponte na osteotomia

b) Osteótomo aplicado para elevação

c) Radiografia pós-operatória mostrando elevação significativa do seio

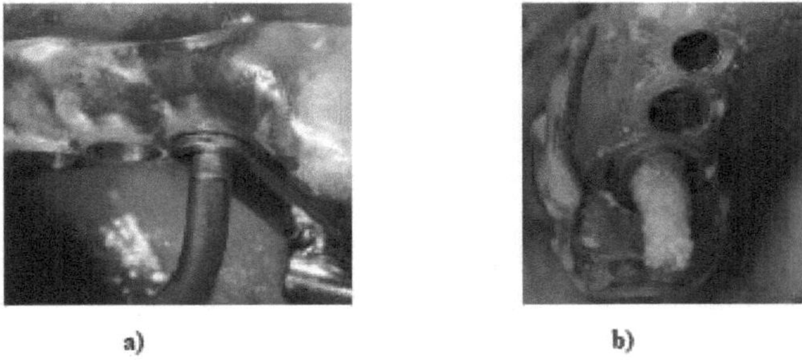

Figura 16: Elevação transcrestal guiada do seio maxilar a) Osteótomo introduzido através da férula cirúrgica b) Material de enxerto moldado como forma de raiz e inserido através da férula

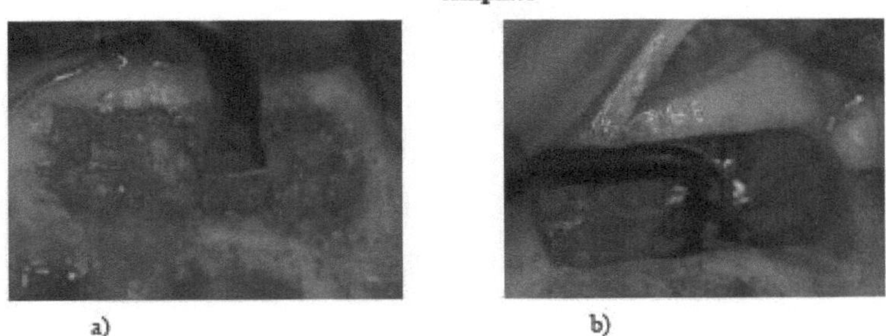

Figura 18: Técnica piezoeléctrica a) Inserção de osteotomia piezoeléctrica b) Inserção de elevação piezoeléctrica para elevar a membrana

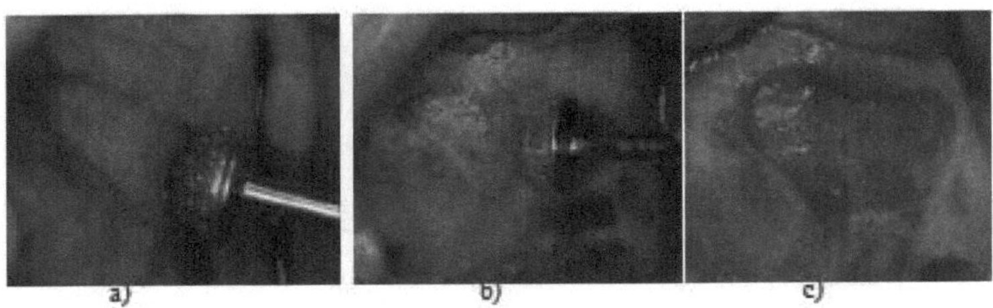

Figura 19: Técnica DASK a) Broca DASK na parede do seio maxilar b) Afinamento da janela lateral c) Camada fina sobre o osso com os vasos sanguíneos intactos

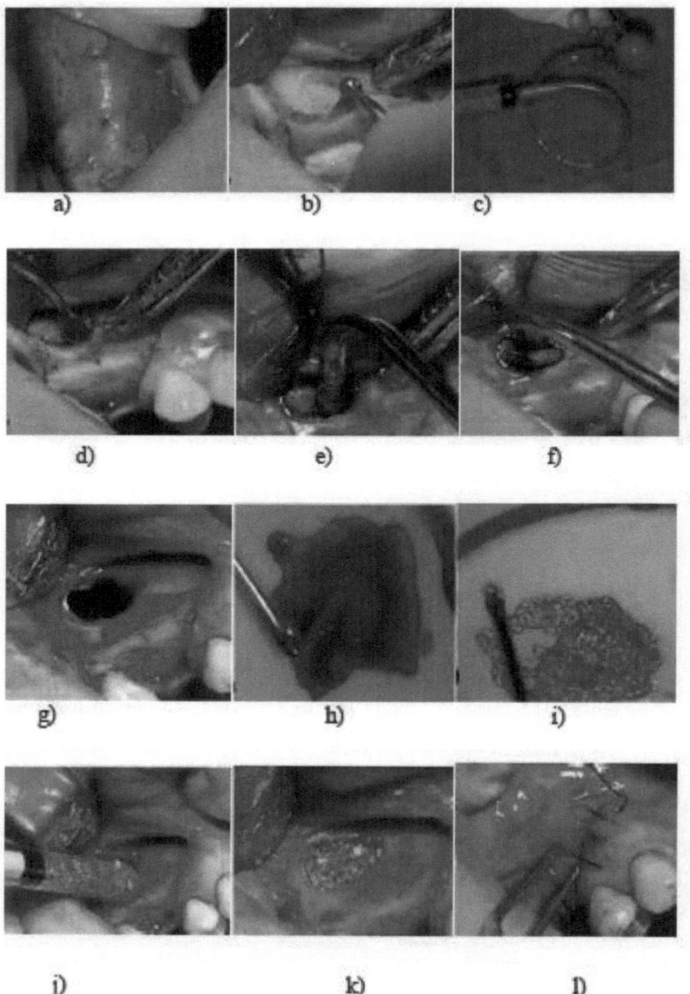

Figura 20: Técnica AMBE a) Incisão e elevação do retalho mucoperiosteal b) Osteotomia da parede bucal c) Teste do balão d) Elevação da membrana e) Inserção do balão f) Insuflação do balão g) Espaço criado pelo balão h) Barreira de colagénio embebida em PRP i) Enxerto humedecido com PRP j) Colocação do enxerto k) Enxerto no lugar

l) Aproximação do retalho e sutura

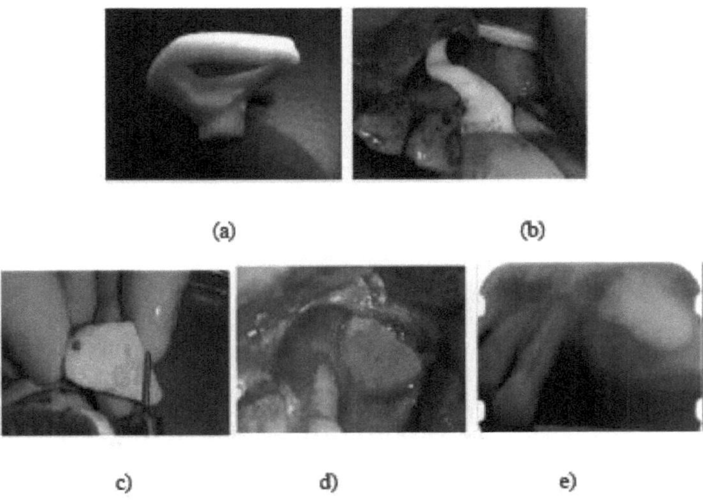

**Figura 21: Técnica CAD/CAM a) Guia de corte b) Inserção da guia
de corte c) Bloco de HA feito à medida d) Colocação do bloco de
HA e preenchimento imediato do espaço
d) Radiografia pós-operatória**

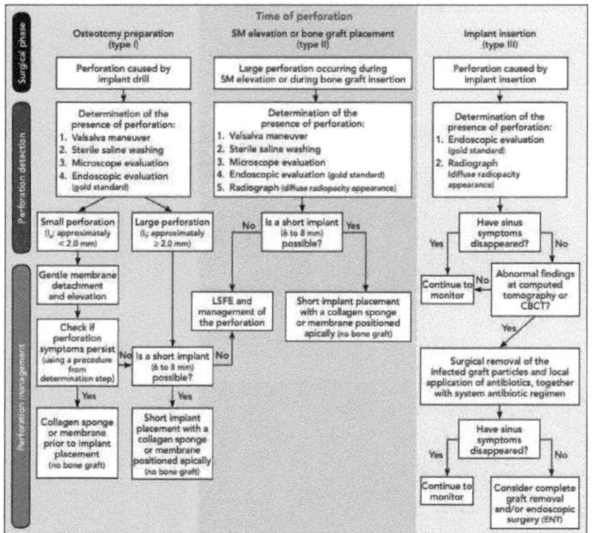

Figura 22: Gestão de perfurações durante a tSFE

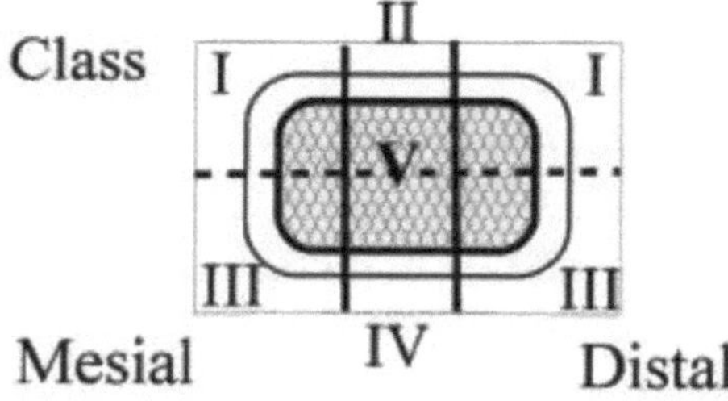

Figura 23: Imagem que representa a localização da perfuração

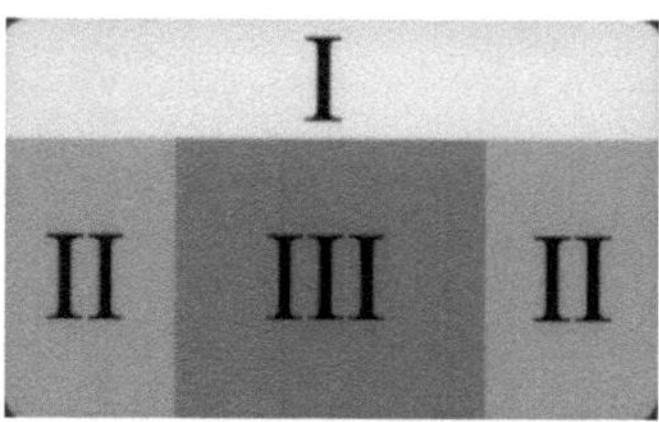

Figura 24: Representação esquemática da classificação simplificada

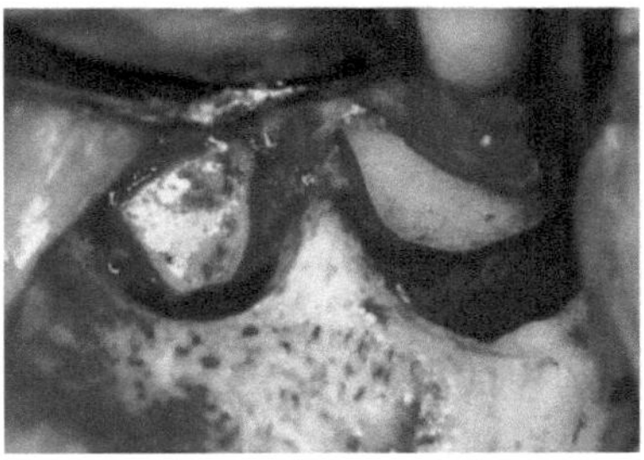

Figura 25: Duas janelas ósseas na presença de septos

FLOWCHARTS

Fluxograma 1: Correlação entre Diabetes mellitus e Osteointegração de Implantes

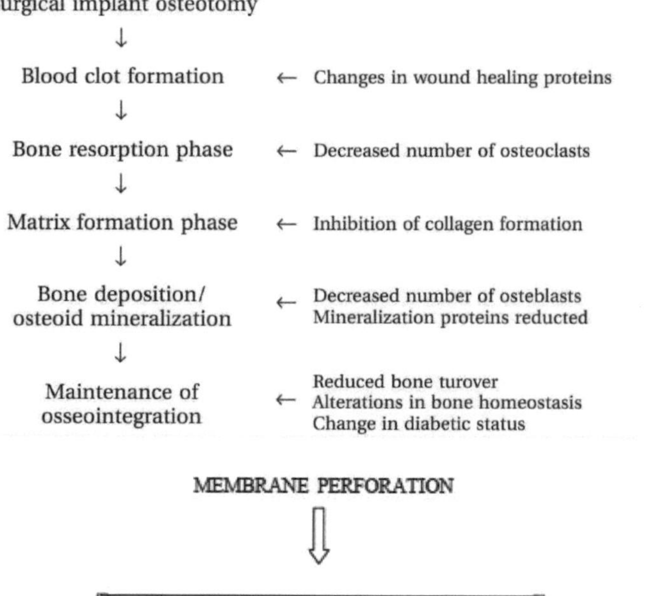

Fluxograma 2: Perfuração da membrana

QUADROS

Tabela 1: Classificação dos septos sinusais com base na sua orientação

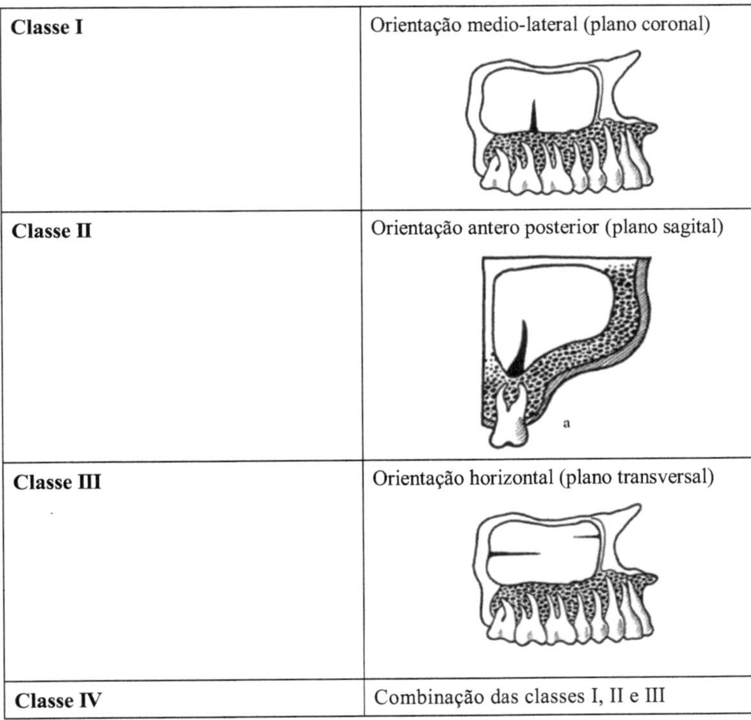

Classe I	Orientação medio-lateral (plano coronal)
Classe II	Orientação antero posterior (plano sagital)
Classe III	Orientação horizontal (plano transversal)
Classe IV	Combinação das classes I, II e III

Tabela 2: Classificação dos seios nasais com base na largura nos limites da janela lateral

Largura do seio (mm)	NARROW	MÉDIA	LARGO
Limite inferior	<8	8-10	>10
Limite superior	<14	14-17	>17

Largura do seio nos níveis de medição	NARROW	MÉDIA	LARGO
1mm	<6	6-7	>7
5mm	<12	12-14	>14
9 mm	<15	15-18	>18

Tabela 3: Classificação baseada em medições da largura do seio em várias alturas

Características observadas na TCFC	Significado
Altura de a residual osso alveolar	Essencial para a seleção da técnica e altura do implante Determinação
Largura do alvéolo residual osso	Essencial para determinar a largura do implante
Espessura da parede do seio lateral	Para determinar se deve ser utilizada uma janela de alçapão (parede espessa) ou de osteotomia (parede convexa)
Presença de AA e a sua diâmetro A	A artéria com >3mm de diâmetro pode causar sangramento, pelo que deve ser efectuada a modificação da janela lateral
Largura do fundo do seio	A angulação acentuada do pavimento dificulta o procedimento; O seio estreito contra-indica a técnica de alçapão
Irregularidade do fundo do seio	Aumento da dificuldade do procedimento
Septos sinusais	Alteração da janela lateral a defender (janela dupla/ janela em forma de W)
Relação íntima de sinusite membrana com raízes dentárias adjacentes	Aumento do risco de perfuração da membrana
Estimativa do volume ósseo para enxertos	Essencial para selecionar o local do dador; um grande volume requer enxerto da crista ilíaca/tibial, ao passo que um pequeno volume requer enxerto de queixo.
Avaliação do osso subantral	---

qualidade	
Mucosa espessa mento da membrana	>2mm de espessura da membrana é patológico e existe existe uma correlação entre a espessura e a perfuração (1,5-2 mm de espessura - menor taxa de perfuração)
Lesões patológicas	A ser tratada antes da elevação do seio maxilar; O quisto de retenção de muco pode ser drenado simultaneamente durante a elevação do seio nasal
Anterior Cirurgia de Caldwell-Luc	A elevação do seio maxilar está contra-indicada se tiver sido efectuada para a correção de uma fístula oroantral
Anterior maxilar/zigomático fratura	Dispositivos de fixação interna no espaço edêntulo a ser removido durante o procedimento
Recesso palatonasal	Dificuldade de elevação da membrana

Tabela 4: Características observadas na CBCT e seu significado

OSSO RESIDUAL	OPÇÃO DE TRATAMENTO
>8mm+pavimento sinusal plano	Colocação de implantes padrão
>8mm+piso do seio oblíquo	Colocação de implantes padrão com implantes curtos
5-7 mm + fundo do seio plano	Técnica de osteótomo + enxerto
5-7 mm + pavimento do seio oblíquo	Abordagem lateral + enxerto + implante imediato
3-4mm+pavimento sinusal plano/oblíquo	Abordagem lateral + enxerto + implante imediato
1-2 mm + fundo do seio plano/oblíquo	Abordagem lateral + enxerto + implante tardio (4-8 meses)

Tabela 5: Seleção da técnica de elevação do seio maxilar com base no pavimento e no osso residual

CONDIÇÃO	OPÇÃO DE TRATAMENTO
Maxila edêntula com atrofia grave e seio pneumatizado	Abordagem lateral + Implante diferido

Maxila edêntula com 0-4 mm de osso residual	Abordagem lateral + Implante diferido
Maxila edêntula com 5-10 mm de osso residual	Abordagem lateral + Implante imediato
Edentulismo de um só dente com 5-7 mm de osso residual	Abordagem lateral + Implante imediato
Edentulismo de um só dente com >8 mm de osso residual	Abordagem lateral/abordagem crestal + Implante imediato

Tabela 6: Seleção da técnica com base no osso residual e no edentulismo

Parâmetros	Com enxerto	Sem enxerto
Tempo cirúrgico[35]	Mais demorado	Menos tempo
Eficiência de custos[35]	Menos eficiente em termos de custos	Eficiência de custos
Altura do osso[35]	4,65 mm pré-operatório e 12,68 mm pós-operatório após 6 meses	5,55 mm pré-operatório e 12,08 mm pós-operatório após 6 meses
Densidade óssea após 6 meses[37]	Inferior ao grupo sem enxerto	Mais alto
Formação óssea no vértice[37]	Nova formação óssea no ápice após 6 meses (sem diferença estatística)	Nenhuma formação óssea nova no vértice após 6 meses
Taxa de sobrevivência do implante[35]	96,00% aos 48-60 meses de acompanhamento	99,60% aos 48-60 meses de acompanhamento

Tabela 7: Comparação da elevação do seio maxilar com e sem materiais de enxerto

| Perfuração piloto | TKW1-1,35mm (Figura 14a) [ponta cónica de diamante] | Modo D2 | Irrigação de 70-100ml/min |

Perfuração preliminar	TKW2- 2,1 mm (Figura 14b) [ponta cilíndrica de diamante]	D2-D3 modo	Irrigação de 70-100ml/min
Perfuração preliminar	TKW3- 2,35mm (Figura 14c) [ponta cilíndrica de diamante]	D2-D3 modo	Irrigação de 70-100ml/min
Perfuração secundária	TKW4-2,80 mm (Figura 14d) [ponta cilíndrica de diamante]	D2-D3 modo	Irrigação de 70-100ml/min
Elevação da membrana	TKW5 (Figura 14e) [trompete sem diamante sem ponta cortante].	D3/D4 modo	Irrigação de 30-40ml/min

Tabela 8: Sequência de perfuração do elevador de seio maxilar baseado em ultra-sons

Técnica de uma fase	Técnica de duas fases
1. Não requisito de segunda visita cirúrgica	1. É necessária uma segunda visita cirúrgica
2. Tempo de cicatrização mais curto	2. Sem risco de perda do implante devido a infeção pós-operatória do enxerto
3. Rentável	3. Sem interrupção do fornecimento vascular do osso que envolve o implante
4. Diminuição do risco de colocação inadvertida do implante no seio	4. Espera-se uma boa estabilidade primária, uma vez que o implante é colocado após a formação óssea no enxerto

Quadro 9: Comparação da técnica de uma fase e de duas fases

Doença sistémica e relacionada com medicamentos	Anatomia e procedimentos cirúrgicos relacionados	Patologia sinusal relacionada	Relacionado com a infeção	Relacionado com próteses
1. Diabetes não controlada 2. Osteoporose 3. Pacientes imunocomprometidos 4. Medicaçã o com bisfosfonatos 5. Fumar cigarros	1. perfuraçã o da membrana 2. Septos sinusais 3. Enxerto onlay e altura óssea residual 4. Hemorragia 5. Implantes no seio maxilar 6. Obliteração da cavidade sinusal	1. Pseudocistos 2. Quistos de retenção 3. Mucocele	1. infeção 2. inchaço/pus 3. Hematoma 4. Hemossinus/ hemorragia nasal 5. Deiscência da ferida 6. Sequestro ósseo 7. Sinusite 8. fístula oroantral	1. Correio prótese provisória operatória 2. Comprimento e diâmetro do implante 3. número insuficiente de implantes 4. Mesa oclusal aumentada 5. implantes não estriados

Tabela 10: Complicações associadas à elevação do seio maxilar

Tipos	Causa	Imagens
Tipo I	Danos não intencionais provocados por brocas de implantes.	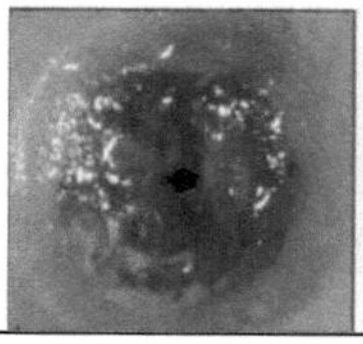 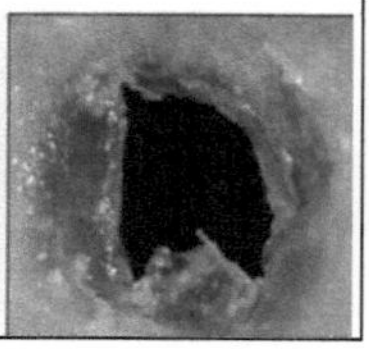

Tipo II	Elevação da membrana ou durante a colocação de enxertos ósseos	
Tipo III	Durante a colocação de implantes	

Tabela 11: Classificação da perfuração tSFE

Classe	Localização da perfuração
Classe I	No bordo superior da osteotomia, no seu sexto mesial ou distal
Classe II	Nos dois terços centrais do bordo superior da osteotomia
Classe III	No bordo inferior da osteotomia, no seu sexto mesial ou distal
Classe IV	Nos dois terços centrais do bordo inferior da osteotomia
Classe V	Na área pré-existente de exposição da membrana sinusal devido a uma pneumatização extensa e a uma reabsorção grave do rebordo

Tabela 12: Classificação da perfuração lateral da janela

Classe	Reparação
Classe I	<ul><li>Elevar e refletir a membrana.</li><li>Na maioria dos casos, a perfuração é selada, pelo que não é necessário qualquer tratamento.</li><li>Se persistir mesmo após a reflexão, cobrir a perfuração com fita de colagénio que se estenda pelo menos 3 mm até à membrana não afetada (pequena perfuração isolada) ou suturar a perfuração com um material reabsorvível (grande perfuração).</li></ul>
Classe II	<ul><li>Igual à classe I.</li></ul>

Classe III	• Se a membrana à volta da perfuração puder ser elevada, deve ser efectuada uma sutura seguida de uma cobertura com a lâmina de osso lamelar. • Se a membrana à volta da perfuração não puder ser elevada, a osteotomia deve ser alargada de modo a incluir a perfuração, seguida de sutura e cobertura com lâmina de osso lamelar. • Se ambas as modalidades acima mencionadas não forem possíveis, um Pode ser utilizada uma grande lâmina de osso lamelar para cobrir a perfuração no interior da osteotomia.
Classe IV	• Igual à classe III
Classe V	• Deve ser efectuada uma osteotomia que crie duas áreas semi-lunares flutuantes livres à volta da perfuração, seguida de sobreposição destas áreas e sutura. Finalmente, a área é coberta com fita reabsorvível. • Osteotomia convencional a ser efectuada lateralmente à perfuração; Se se a perfuração tiver de ser incluída, cobri-la com uma lâmina de osso lamelar antes do enxerto.

Quadro 13: Reparação de perfurações laterais de janelas

Classe	Gestão
Classe I	• Uma reflexão adequada da membrana resulta numa dobragem, selando assim a perfuração • Pode ser colocado um pedaço de fita de colagénio sobre a área • A colocação imediata de implantes pode ser efectuada

Classe IIA	<ul><li>Se a perfuração ao longo do bordo da janela não se aproximar da parede original do seio, é classificada como IIA</li><li>Alargar a osteotomia e refletir mais a membrana</li><li>Rodar a membrana e a janela óssea apicalmente</li><li>Após a dobragem, se apenas forem visíveis 2-3 mm de perfuração, utilizar fita de colagénio para a cobrir</li><li>Se forem visíveis >3 mm de perfuração, é moldada e inserida uma membrana sintética bioabsorvível de modo a que se estenda sobre a membrana sinusal intacta</li><li>A colocação imediata de implantes pode ser efectuada</li></ul>
Classe IIB	<ul><li>Se a perfuração ao longo do bordo da janela se aproximar da parede original do seio, é classificada como IIB</li><li>Moldar uma membrana bioabsorvível e inseri-la na janela com as suas extremidades a estenderem-se para fora da janela, que deve ser fixada no osso circundante</li><li>Criar um espaço adequado através da moldagem da membrana para receber materiais de aumento</li><li>A colocação do implante deve ser adiada</li></ul>
Classe III	<ul><li>Gerido de forma semelhante à classe IIB</li></ul>

Quadro 14: Tratamento da perfuração com base numa classificação simplificada

Altura óssea residual	Taxa de insucesso dos implantes
1-2 mm	41%
3-5 mm	34%
>5 mm	25%

Tabela 15: Altura do osso residual e taxa de insucesso do implante.

<u>RESUMO</u>

Devido à pneumatização do seio maxilar e à perda de altura do osso alveolar devido à extração do primeiro molar, a colocação de implantes na maxila posterior é por vezes difícil. Foi tentado um método denominado "Sinus Lifting" para ultrapassar esta restrição, elevando o pavimento do seio maxilar aquando da colocação de enxertos, o que facilita a colocação de implantes. Com base nos métodos, materiais e potenciais efeitos secundários, a evidência do aumento do seio maxilar foi examinada nesta dissertação da biblioteca.

A técnica de elevação do seio maxilar, na ausência de osso residual insuficiente, é utilizada para a reabilitação da maxila posterior. Pode ser efectuada utilizando duas abordagens básicas, nomeadamente, a abordagem crestal e a abordagem da janela lateral. Nesta dissertação da biblioteca, os artigos foram agrupados com base nestas duas técnicas principais: a técnica da crista e a técnica da janela lateral.

A altura do osso alveolar residual (≥5 mm) determina a estratégia para a elevação da membrana sinusal após examinar as modalidades de tratamento empregues para o aumento do seio. De todos os métodos disponíveis, o levantamento do seio maxilar assistido por balão é o menos intrusivo, seguro, fácil de utilizar e apresenta menos problemas antes e depois da cirurgia, tanto para as abordagens da crista como da janela lateral. A tendência atual no aumento do seio maxilar é a elevação do seio maxilar sem a utilização de materiais de enxerto, graças à vasta gama de materiais acessíveis, desde o auto-enxerto às células estaminais.

Devido às suas vantagens, como o baixo tempo e o baixo custo, o levantamento do seio sem materiais de enxerto está a ser experimentado em procedimentos de janela crestal e lateral. Além disso, produz resultados extraordinários, como uma taxa de sobrevivência do implante de 92% a 100% com um crescimento ósseo de até 10%. O autoenxerto é, como sempre, o padrão superior quando se trata de materiais de enxerto. No entanto, os substitutos ósseos podem ser utilizados como alternativa com resultados clínicos satisfatórios se for dado tempo suficiente de cicatrização. A utilização de concentrados de plaquetas para enxerto não teve um impacto positivo na sobrevivência do implante ou no ganho ósseo, de acordo com uma análise da literatura.

O problema intra-operatório mais frequente que ocorre durante a elevação do seio maxilar é a perfuração da membrana, que, se tratada corretamente, tem pouco efeito na taxa de sobrevivência do implante. A hemorragia é outra complicação intra-operatória possível, que pode ser evitada com imagens pré-operatórias adequadas do AAA. Dor, edema e sinusite são efeitos secundários típicos do pós-operatório. Para evitar consequências adicionais potencialmente fatais, a sinusite deve ser tratada de forma eficaz e imediata.

Os implantes angulados e curtos são duas alternativas à elevação do seio maxilar que estão atualmente a ser investigadas. Foram obtidos excelentes resultados com a utilização de implantes curtos como alternativas à elevação da crista e do seio lateral. Estes implantes têm vantagens como menos problemas e tempos de recuperação mais curtos.

CONCLUSÃO

Compreender o levantamento do seio é crucial para a reabilitação do maxilar posterior, à medida que aumenta a necessidade de implantes dentários para substituir dentes em falta. Assim, o levantamento do seio maxilar pode resultar num tratamento consistente e eficaz para implantes no maxilar posterior quando se escolhe o caso, a técnica e o material correctos. Ao considerar o levantamento do seio maxilar, deve ter-se em conta a competência dos médicos, o conforto dos pacientes, a duração do procedimento, o custo e os materiais de enxerto. Para obter os melhores resultados de tratamento e sucesso do implante, é necessária uma abordagem baseada em evidências para o planeamento e execução da elevação do seio maxilar.

REFERÊNCIAS

1. Raja SV. Gestão da maxila posterior com elevação do seio maxilar: revisão de técnicas. Jornal de Cirurgia Oral e Maxilofacial. 2009 Aug 1;67(8): 1730-4.

2. Chanavaz M. Seio maxilar: anatomia, fisiologia, cirurgia e enxertos ósseos relacionados com a implantologia - onze anos de experiência cirúrgica (1979-1990). *J. Oral Implantol* 1990;16:199-209.

3. Woo I, Le BT. Elevação do pavimento do seio maxilar: revisão da anatomia e duas técnicas. *Implant Dent* 2004;13:28-32.

4. Danesh-Sani SA, Loomer PM, Wallace SS. Uma revisão clínica abrangente da elevação do pavimento do seio maxilar: anatomia, técnicas, biomateriais e complicações. Jornal Britânico de Cirurgia Oral e Maxilofacial. 2016 Sep 1;54(7):724-3.

5. Kumar AT, Anand U, Maxillary sinus augmentation, Journal of international clinical Dental Research Organization 2015 Dec 1;7(3):81.

6. McGowan DA, Baxter PW, James JA. O seio maxilar e as suas implicações dentárias. John Wright; 1993.

7. Irinakis T, Dabuleanu V, Aldahlawi S. Complicações durante o aumento do seio maxilar associadas a septos interferentes: uma nova classificação de septos. A revista de odontologia aberta. 2017;11:140.

8. Misch CE. Contemporary Implant Dentistry, ed 2. St Louis: Mosby, 1999.

9. Peterson LJ. Contemporary Oral and Maxillofacial Surgery, ed 2. St Louis: Mosby, 1993: 465.

10. Ritter FN. The Paranasal Sinuses- Anatomy and Surgical Technique, ed 2. St Louis: Mosby, 1978: 6- 16. umar AT, Anand U. Maxillary sinus augmentation. Jornal da Organização Internacional de Investigação Clínica Dentária. 2015 Dec 1;7(3):81.

11. Smiller DG, Johnson PW, Lozada JL, et al: Enxertos de elevação do seio maxilar e implantes endósseos. Dent Clin North Am 36:151, 1992.

12. Kraut R, Kesler H: Quantificação do osso em locais de implantes dentários após enxerto de compósito na mandíbula. Int J Oral Maxillofac Implants 4:143, 1989.

13. Cohen ES. Atlas de cirurgia periodontal cosmética e reconstrutiva. PMPH-USA; 2007.

14. Al-Dajani M. Tendências recentes na cirurgia de elevação do seio maxilar e suas implicações clínicas. Dentisteria de implantes clínicos e investigação relacionada. 2016 Feb;18(1):204-12.

15. Irinakis T, Dabuleanu V, Aldahlawi S. Complicações durante o aumento do seio maxilar associadas a septos interferentes: uma nova classificação de septos. A revista de odontologia aberta. 2017;11:140.

16. Ulm CW, Solar P, Krennmair G, Matejka M, Watzek G. Incidência e gestão cirúrgica sugerida de septos em procedimentos de elevação do seio maxilar. Jornal Internacional de Implantes Orais e Maxilofaciais. 1995 Jul 1;10(4).

17. Wheeler SL, Holmes RE, Calhoun CJ. Estudo clínico e histológico de seis anos de enxertos de elevação do seio maxilar. Jornal Internacional de Implantes Orais e Maxilofaciais. 1996 Jan 1;11(1).

18. Ellegaard B, Kølsen-petersen J, Baelum V. Terapia com implantes envolvendo elevação do seio maxilar em pacientes periodontalmente comprometidos. Investigação Clínica sobre Implantes Orais. 1997 Aug;8(4):305-15.

19. Timmenga NM, Raghoebar GM, Boering G, van Weissenbruch R. Função do seio maxilar após elevação do seio maxilar para a inserção de implantes dentários. Jornal de Cirurgia Oral e Maxilofacial. 1997 Sep 1;55(9):936-9.

20. Vlassis JM, Fugazzotto PA. Um sistema de classificação para perfurações

da membrana sinusal durante procedimentos de aumento com opções de reparação. Journal of periodontology. 1999 Jun;70(6):692-9.

21. Van den Bergh JP, Ten Bruggenkate CM, Groeneveld HH, Burger EH, Tuinzing DB. Proteína morfogenética óssea humana recombinante-7 na cirurgia de elevação do pavimento do seio maxilar em 3 pacientes, em comparação com enxertos ósseos autógenos: Um estudo clínico piloto. Journal of clinical periodontology. 2000 Sep;27(9):627-36.

22. Gray CF, Redpath TW, Bainton R, Smith FW. Avaliação por ressonância magnética de uma operação de elevação do seio maxilar utilizando celulose reoxidada (SurgicelR) como material de enxerto. Investigação clínica sobre implantes orais. 2001 Oct;12(5):526-30.

23. Timmenga NM, Raghoebar GM, Liem RS, Van Weissenbruch R, Manson WL, Vissink A. Efeitos da cirurgia de elevação do pavimento do seio maxilar na fisiologia do seio maxilar. Revista europeia de ciências orais. 2003 Jun;111(3):189-97.

24. Emmerich D, Att W, Stappert C. Elevação do pavimento do seio maxilar utilizando osteótomos: uma revisão sistemática e meta-análise. Journal of periodontology. 2005 Aug 1;76(8):1237-51.

25. Velloso GR, Vidigal Jr GM, de Freitas MM, de Brito OF, Manso MC, Groisman M. Análise tridimensional da anatomia do seio maxilar relacionada com o procedimento de elevação do seio. Implantodontia. 2006 Jun 1;15(2):192-6.

26. Choukroun J, Diss A, Simonpieri A, Girard MO, Schoeffler C, Dohan SL, Dohan AJ, Mouhyi J, Dohan DM. Fibrina rica em plaquetas (PRF): um concentrado de plaquetas de segunda geração. Parte V: avaliações histológicas dos efeitos da PRF na maturação do aloenxerto ósseo no levantamento do seio maxilar. Cirurgia Oral, Medicina Oral, Patologia Oral, Radiologia Oral e Endodontologia. 2006 Mar 1;101(3):299-303.

27. Hatano N, Sennerby L, Lundgren S. Aumento do seio maxilar utilizando a elevação da membrana sinusal e sangue venoso periférico para reabilitação

suportada por implantes da maxila posterior atrófica: série de casos. Dentisteria de implantes clínicos e investigação relacionada. 2007 Sep;9(3):150-5.

28. Tan WC, Lang NP, Zwahlen M, Pjetursson BE. Uma revisão sistemática do sucesso da elevação do pavimento sinusal e da sobrevivência de implantes inseridos em combinação com a elevação do pavimento sinusal Parte II: técnica transalveolar. Jornal de periodontologia clínica. 2008 Sep;35:241-54.

29. Del Fabbro M, Rosano G, Taschieri S. Taxas de sobrevivência dos implantes após o aumento do seio maxilar. Jornal Europeu de Ciências Orais. 2008 Dec;116(6):497- 506.

30. Malkinson S, Irinakis T. A influência dos septos interferentes na incidência de perfurações da membrana Schneideriana durante a cirurgia de elevação do seio maxilar: um estudo retrospetivo de 52 procedimentos consecutivos de janela lateral. Oral Surgery. 2009 Feb;2(1):19-25.

31. Pjetursson BE, Tan WC, Zwahlen M, Lang NP. Uma revisão sistemática do sucesso da elevação do pavimento sinusal e da sobrevivência de implantes inseridos em combinação com a elevação do pavimento sinusal: parte I: abordagem lateral. Jornal de periodontologia clínica. 2008 Sep;35:216-40.

32. Becker ST, Terheyden H, Steinriede A, Behrens E, Springer I, Wiltfang J. Observação prospetiva de 41 perfurações da membrana Schneideriana durante a elevação do pavimento sinusal. Investigação clínica sobre implantes orais. 2008 Dec;19(12):1285-9.

33. Bettega G, Brun JP, Boutonnat J, Cracowski JL, Quesada JL, Hegelhofer H, Drillat P, Richard MJ. Concentrados de plaquetas autólogas para aumento do enxerto ósseo no procedimento de elevação do seio maxilar. Transfusion. 2009 Apr;49(4):779-85.

34. Gabbert O, Koob A, Schmitter M, Rammelsberg P. Implantes colocados em combinação com uma elevação interna do seio maxilar sem material

de enxerto: uma análise do insucesso a curto prazo. Jornal de periodontologia clínica. 2009 Feb;36(2):177-83.

35. Esposito M, Grusovin MG, Rees J, Karasoulos D, Felice P, Alissa R, Worthington H, Coulthard P. Effectiveness of sinus lift procedures for dental implant rehabilitation: a Cochrane systematic. Eur J Oral Implantol. 2010;3(1):7-26.

36. Rosano G, Taschieri S, Gaudy JF, Weinstein T, Del Fabbro M. Anatomia vascular do seio maxilar e sua relação com a cirurgia de elevação do seio. Investigação clínica sobre implantes orais. 2011 Jul;22(7):711-5.

37. Kahnberg KE, Wallström M, Rasmusson L. Elevação local do seio maxilar para implante de um único dente. I. Acompanhamento clínico e radiográfico. Dentisteria de implantes clínicos e investigação relacionada. 2011 Sep;13(3):231-7.

38. Canullo L, Patacchia O, Sisti A, Heinemann F. Restauração de implantes 3 meses após a cirurgia de elevação do seio maxilar numa fase em maxilas severamente reabsorvidas: Resultados de 2 anos de um estudo clínico prospetivo multicêntrico. Dentisteria de implantes clínicos e investigação relacionada. 2012 Jun;14(3):412-20.

39. Velázquez-Cayón R, Romero-Ruiz MM, Torres-Lagares D, Pérez-Dorao B, Wainwright M, Abalos-Labruzzi C, Gutiérrez-Pérez JL. Levantamento hidrodinâmico ultrassónico do seio maxilar: Revisão de uma nova técnica e apresentação de um caso clínico. Medicina oral, patologia oral y cirugia bucal. 2012 Mar;17(2):e271.

40. Cha HS, Kim A, Nowzari H, Chang HS, Ahn KM. Elevação simultânea do seio maxilar e instalação de implantes: estudo prospetivo de duzentos e dezassete elevações consecutivas do seio maxilar e quatrocentos e sessenta e dois implantes. Dentisteria de implantes clínicos e investigação relacionada. 2014 Jun;16(3):337-47.

41. Yilmaz HG, Tözüm TF. O fenótipo gengival, a altura da crista residual e a

espessura da membrana são factores críticos para a perfuração do seio maxilar? Journal of periodontology. 2012 Abr 1;83(4):420-5.

42. Pal US, Sharma NK, Singh RK, Mahammad S, Mehrotra D, Singh N, Mandhyan D. Direct vs. indirect sinus lift procedure: Uma comparação. Jornal nacional de cirurgia maxilofacial. 2012 Jan;3(1):31.

43. Vazquez JC, de Rivera AS, Gil HS, Mifsut RS. Taxa de complicações em 200 procedimentos consecutivos de levantamento de seio: diretrizes para prevenção e tratamento. Journal of Oral and Maxillofacial Surgery. 2014 May 1;72(5):892-901.

44. Wen SC, Lin YH, Yang YC, Wang HL. A influência da espessura da membrana sinusal na perfuração da membrana durante o procedimento de elevação do seio transcrestal. Investigação clínica sobre implantes orais. 2015 Oct;26(10):1158-64.

45. Correia F, Pozza DH, Gouveia S, Felino A, Faria e Almeida R. As aplicações da medicina regenerativa nos procedimentos de elevação do seio maxilar: Uma revisão sistemática. Implantodontia clínica e pesquisa relacionada. 2018 Apr;20(2):229-42.

46. Chenchev I. Taxa de sucesso do implante após elevação do seio transalveolar com PRF. 2018

47. Heras MS, Calatayud LM, Alonso RZ, Diago MP. Enfisema subcutâneo após uma elevação direta do seio maxilar: relato de caso. Journal of Oral Science & Rehabilitation. 2019;5(2):8-13.

48. Balaji SM, Balaji P. Avaliação comparativa da elevação direta do seio maxilar com enxerto ósseo e implante de zigoma para maxilar atrófico. Jornal Indiano de Investigação Dentária. 2020 maio 1;31(3):389.

49. Luis Alfredo Diaz-Olivares et al. Gestão das perfurações da membrana Schneideriana durante o aumento do assoalho do seio maxilar com abordagem lateral em relação às taxas subsequentes de sobrevivência do implante: uma revisão sistemática e meta-análise. 2021 Jul 12;7(1):91.

50. Tahmeena Atiq et al. Comparação da taxa de sucesso dos implantes entre o procedimento de elevação direta e indireta do seio maxilar. 2022 oct Vol. 18 No. 4 (2022): outubro-dezembro

51. Abdulrahman M Alshamrani et al. Procedimentos de elevação do seio maxilar: Uma visão geral das técnicas actuais, avaliação pré-cirúrgica e complicações. 2023 Nov 28;15(11):e49553

52. Krennmair G, Ulm CW, Lugmayr H, Solar P. The incidence, location, and height of maxillary sinus septa in the edentulous and dentate maxilla. Journal of Oral and Maxillofacial Surgery. 1999 Jun 1;57(6):667-71.

53. Velasquez-Plata D, Hovey LR, Peach CC, Alder ME. Septos do seio maxilar: uma análise de tomografia computorizada tridimensional. Jornal Internacional de Implantes Orais e Maxilofaciais. 2002 Nov 1;17(6).

54. Kim MJ, Jung UW, Kim CS, Kim KD, Choi SH, Kim CK, Cho KS. Septos do seio maxilar: prevalência, altura, localização e morfologia. Uma análise de tomografia computorizada reformatada. Journal of periodontology. 2006 May;77(5):903-8.

55. González-Santana H, Peñarrocha-Diago M, Guarinos-Carbó J, Sorní-Bröker M. Estudo dos septos dos seios maxilares e dos processos alveolares subantrais em 30 pacientes. Journal of Oral Implantology. 2007 Dec;33(6):340-3.

56. Boyne PJ, Lilly LC, Marx RE, Moy PK, Nevins M, Spagnoli DB, Triplett RG. Indução de osso novo pela proteína morfogenética óssea humana recombinante-2 (rhBMP-2) no aumento do pavimento do seio maxilar. Journal of Oral and Maxillofacial Surgery. 2005 Dec 1;63(12):1693-707.

57. Tatum Jr H. Reconstruções com implantes na maxila e no seio maxilar. Dental Clinics of North America. 1986 Abr 1;30(2):207-29.

58. Misch CE, Judy KW. Classificação de arcadas parcialmente edêntulas para implantologia. Int J Oral Implantol. 1987;4(2):7-13. PMID: 3269839.

59. Chiapasco M, Zaniboni M, Rimondini L. Implantes dentários colocados em seios maxilares enxertados: uma análise retrospetiva dos resultados clínicos de acordo com a situação clínica inicial e uma proposta de classificação dos defeitos. Clinical Oral Implants Research. 2008 Abr;19(4):416-28.

60. Wang HL, Katranji A. Classificação do aumento do seio maxilar ABC. Revista Internacional de Periodontia e Odontologia Restauradora. 2008 Aug 1;28(4).

61. Chan HL, Suarez F, Monje A, Benavides E, Wang HL. Avaliação da largura do seio maxilar na tomografia computorizada de feixe cónico para aumento do seio maxilar e nova classificação do seio maxilar com base na largura do seio maxilar. Investigação clínica sobre implantes orais. 2014 Jun;25(6):647-52.

62. Teng M, Cheng Q, Liao J, Zhang X, Mo A, Liang X. Análise da largura do seio maxilar e nova classificação com implicações clínicas para o aumento. Dentisteria de implantes clínicos e investigação relacionada. 2016 Feb;18(1):89-96.

63. Wagner F, Dvorak G, Nemec S, Pietschmann P, Traxler H, Schicho K, Seemann R. Análise morfométrica da profundidade dos seios da face na maxila posterior e proposta de uma nova classificação. Scientific Reports. 2017 Mar 24;7:45397.

64. Niu L, Wang J, Yu H, Qiu L. Nova classificação dos contornos do seio maxilar e sua relação com a cirurgia de elevação do assoalho do seio. Implantologia clínica e investigação relacionada. 2018 Aug;20(4):493-500.

65. Lang NP, Lindhe J, editores. Periodontologia clínica e implantologia, 2 Volume Set. John Wiley & Sons; 2015 Mar 25.

66. Fugazzotto PA. Colocação imediata de implantes após uma abordagem de trefina/osteótomo modificada: taxas de sucesso de 116 implantes até 4 anos

em

função. Jornal Internacional de Implantes Orais e Maxilofaciais. 2002 Jan 1;17(1).

67. Dobele I, Kise L, Apse P, Kragis G, Bigestans A. Avaliação radiográfica dos achados no seio maxilar utilizando a tomografia computorizada de feixe cónico. Stomatologija. 2013 Jan 1;15(4):119-22.

68. de Souza Nunes LS, Bornstein MM, Sendi P, Buser D. Características anatómicas e dimensões dos locais edêntulos na maxila posterior de pacientes encaminhados para terapia com implantes. International journal of periodontics & restorative dentistry. 2013 May 1;33(3).

69. Rahpeyma A, Khajehahmadi S. Open sinus lift surgery and the importance of preoperative cone-beam computed tomography scan: a review. Jornal de saúde oral internacional: JIOH. 2015 Sep;7(9):127.

70. Stern A, Green J. Procedimentos de elevação do seio maxilar: uma visão geral das técnicas actuais. Dental Clinics. 2012 Jan 1;56(1):219-33.

71. Silva LD, de Lima VN, Faverani LP, de Mendonça MR, Okamoto R, Pellizzer EP. Cirurgia de levantamento de seio maxilar - com ou sem material de enxerto? Uma revisão sistemática. Int J Oral Maxillofac Surg. 2016 Dec;45(12):1570-1576. doi: 10.1016/j.ijom.2016.09.023. Epub 2016 Oct 17. PMID: 27765427.

72. Chen TW, Chang HS, Leung KW, Lai YL, Kao SY. Colocação de implantes imediatamente após a abordagem lateral do procedimento de janela de alçapão para criar uma elevação do seio maxilar sem enxerto ósseo: uma avaliação retrospetiva de 2 anos de 47 implantes em 33 pacientes. Jornal de Cirurgia Oral e Maxilofacial. 2007 Nov 1;65(11):2324-8.

73. Testori T, Weinstein R, Wallace S. Cirurgia do seio maxilar e alternativas de tratamento. Quintessence Publ.; 2009.

74. Precheur HV. Materiais de enxerto ósseo. Dental Clinics of North America. 2007 Jul 1;51(3):729-46.

75. Browaeys H, Bouvry P, De Bruyn H. Uma revisão da literatura sobre biomateriais em procedimentos de aumento do seio maxilar. Dentisteria de implantes clínicos e investigação relacionada. 2007 Sep;9(3):166-77.

76. Arroyo R, Cabrera D. Elevação minimamente invasiva da membrana antral com balão (MIAMBE): relato de 3 casos. Journal of Oral Research. 2013 Nov 18;2(3):135- 8.

77. Elbareki AA, Darwish SA, Hassan RS. ELEVAÇÃO DO SEIO TRANSCRESTAL E COLOCAÇÃO DE IMPLANTES UTILIZANDO A TÉCNICA DO BALÃO SINUSAL.
Alexandria Dental Journal. 2016 Dez 1;41(3):245-52.

78. Wallace SS, Tarnow DP, Froum SJ, Cho SC, Zadeh HH, Stoupel J, Del Fabbro M, Testori T. Elevação do seio maxilar por abordagem de janela lateral: evolução da tecnologia e da técnica. Jornal de Prática Dentária Baseada em Evidências. 2012 Sep 1;12(3):161-71.

79. Soltan M, Smiler DG. Elevação do balão da membrana antral. Jornal de Implantologia Oral. 2005 Abr;31(2):85-90.

80. Kang SJ, Shin SI, Herr Y, Kwon YH, Kim GT, Chung JH. Estruturas anatómicas no seio maxilar relacionadas com a elevação lateral do seio: uma análise tomográfica computorizada de feixe cónico. Investigação clínica sobre implantes orais. 2013 Aug;24:75-81.

81. Neugebauer J, Ritter L, Mischkowski RA, Dreiseidler T, Scherer P, Ketterle M, Rothamel D, Zöller JE. Avaliação da anatomia do seio maxilar por TC de feixe cónico antes da elevação do pavimento do seio. Jornal Internacional de Implantes Orais e Maxilofaciais. 2010 Apr 1;25(2).

82. Mangano F, Macchi A, Shibli JA, Luongo G, Iezzi G, Piattelli A, Caprioglio A, Mangano C. Aumento do rebordo maxilar com estruturas CAD/CAM feitas à medida. Um estudo prospetivo de 1 ano em 10 pacientes. Jornal de Implantologia Oral. 2014 Oct;40(5):561-9.

83. Felice P, Pistilli R, Piattelli M, Soardi E, Barausse C, Esposito M. Procedimentos de elevação do seio lateral de 1 fase versus 2 fases: Resultados de 1 ano pós-carregamento de um ensaio controlado e aleatório multicêntrico. Eur J Oral Implantol. 2014 Mar 1;7(1):65-75.

84. Kasabah S, Slezák R, Simunek A, Krug J, Lecaro MC. Avaliação da exatidão da radiografia panorâmica na definição dos septos do seio maxilar. ACTA MEDICA-HRADEC KRALOVE-. 2002;45(4):173-6.

85. Katranji A, Fotek P, Wang HL. Complicações do aumento do seio maxilar: etiologia e tratamento. Implantodontia. 2008 Sep 1;17(3):339-49.

86. Fiorellini JP, Chen PK, Nevins M, Nevins ML. Um estudo retrospetivo de implantes dentários em pacientes diabéticos. International Journal of Periodontics & Restorative Dentistry. 2000 Aug 1;20(4).

87. Tavelli L, Enrico Borgonovo A, Saleh MH, Ravidà A, Chan HL, Wang HL. Classificação das perfurações da membrana sinusal que ocorrem durante a elevação transcrestal do pavimento sinusal e tratamento relacionado. Jornal Internacional de Periodontia e Odontologia Restauradora. 2020 Jan 1;40(1).

88. Qian L, Tian XM, Zeng L, Gong Y, Wei B. Análise da morfologia dos septos do seio maxilar em imagens de tomografia computorizada de feixe cónico reconstruídas. Jornal de Cirurgia Oral e Maxilofacial. 2016 Abr 1;74(4):729-37.

89. Park YB, Jeon HS, Shim JS, Lee KW, Moon HS. Análise da anatomia do septo do seio maxilar através de tomografia computorizada tridimensional. Journal of Oral and Maxillofacial Surgery. 2011 Abr 1;69(4):1070-8.

90. Peleg M, Garg AK, Mazor Z. Predictability of Simultaneous Implant

Placement in the Severely Atrophic Posterior Maxilla: A 9-Year Longitudinal Experience Study of 2,132 Implants Placed into 731 Human Sinus Grafts. International Journal of Oral & Maxillofacial Implants. 2006 Jan 1;21(1).

91. Herzberg R, Dolev E, Schwartz-Arad D. Perda óssea marginal do implante em enxertos do seio maxilar. Jornal Internacional de Implantes Orais e Maxilofaciais. 2006 Jan 1;21(1).

92. Maridati P, Stoffella E, Speroni S, Cicciu M, Maiorana C. Isolamento da artéria alveolar antral durante o procedimento de elevação do seio maxilar com a técnica da janela dupla. A revista de odontologia aberta. 2014;8:95.

93. May M, Sobol SM, Korzec K. A localização do osso maxilar e a sua importância para o cirurgião endoscópico do seio maxilar. The Laryngoscope. 1990 Oct;100(10):1037-42.

94. Peñarrocha M, Pérez H, Garciá A, et al. Vertigem posicional paroxística benigna como complicação da expansão com osteótomo do rebordo alveolar maxilar. J Oral Maxillofac Surg. 2001;59:106-107.

95. Su GN, Tai PW, Su PT, Chien HH. Vertigem posicional paroxística benigna prolongada após elevação do seio maxilar por osteótomo: relato de um caso. Int J Oral Maxillofac Implants. 2008 Set-Out;23(5):955-9. PMID: 19014169.

96. Kaplan DM, Attal U, Kraus M. Vertigem posicional paroxística benigna bilateral após um implante dentário. J Laryngol Otol. 2003 Apr;117(4):312-3.

97. Dix MR, Hallpike CS. A patologia, sintomatologia e diagnóstico de certos distúrbios comuns do sistema vestibular.1952

98. Bhattacharyya N, Baugh RF, Orvidas L, Barrs D, Bronston LJ, Cass S, Chalian AA, Desmond AL, Earll JM, Fife TD, Fuller DC. Guia de prática clínica: vertigem posicional paroxística benigna. Otorrinolaringologia - Cirurgia de Cabeça e Pescoço. 2008 Nov;139(5_suppl):47-81.

99. Saker M, Ogle O. Vertigem posicional paroxística benigna após elevação do seio maxilar através de técnica fechada. Journal of oral and maxillofacial surgery. 2005 Sep 1;63(9):1385-7.

100. Gardner DG. Pseudocistos e cistos de retenção do seio maxilar. Cirurgia oral, medicina oral, patologia oral. 1984 Nov 1;58(5):561-7.

101. Garg AK, Mugnolo GM, Sasken H. Mucocele antral maxilar e a sua relevância para o enxerto de aumento do seio maxilar: relato de um caso. Jornal Internacional de Implantes Orais e Maxilofaciais. 2000 Mar 1;15(2).

102. Garg AK. Enxerto de aumento do seio maxilar para colocação de implantes dentários: anatomia, fisiologia e procedimentos. Implantologia. 1999 Jan 1;8(1):36-46.

103. Levin L, Herzberg R, Dolev E, Schwartz-Arad D. Tabagismo e complicações de enxertos ósseos onlay e operações de elevação do seio maxilar. International Journal of Oral & Maxillofacial Implants. 2004 maio 1;19(3).

104. Ewers R. Maxilla sinus grafting with marine algae derived bone forming material: a clinical report of long-term results. Jornal de cirurgia oral e maxilofacial. 2005 Dec 1;63(12):1712-23.

105. Simion M, Fontana F, Rasperini G, Maiorana C. Avaliação a longo prazo de implantes osseointegrados colocados em locais aumentados com elevação do pavimento sinusal associada a aumento vertical do rebordo: Um estudo retrospetivo de 38 implantes consecutivos com um acompanhamento de 1 a 7 anos. International Journal of Periodontics & Restorative Dentistry. 2004 Jun 1;24(3).

106. Yonkers AJ. Sinusite - inspecionar as causas e o tratamento. Ear, nose & throat journal. 1992 Jun;71(6):258-62.

107. Eneroth CM, Mårtensson G. Fechamento de fístulas antro-alveolares. Ata oto-laryngologica. 1961 Jan 1;53(2-3):477-85.

108. Watzak G, Tepper G, Zechner W, Monov G, Busenlechner D, Watzek G. Encerramento ósseo press-fit de fístulas oro-antrais: uma técnica para a reparação pré-sinus lift e encerramento secundário. Jornal de cirurgia oral e maxilofacial. 2005 Sep 1;63(9):1288-94.

109. Guichet DL, Yoshinobu D, Caputo AA. Efeito da esplintagem e do aperto do contacto interproximal na transferência de carga por restaurações de implantes. The Journal of prosthetic dentistry. 2002 maio 1;87(5):528-35.

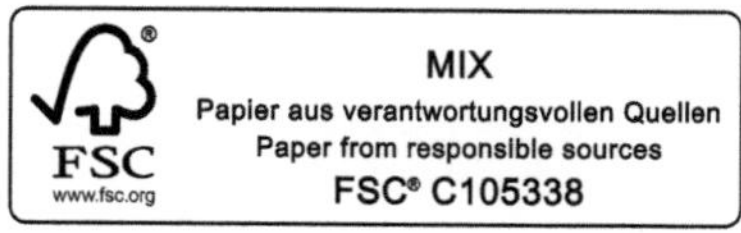

Printed by Books on Demand GmbH, Norderstedt / Germany